广东省农业科学院
广东省农业农村厅 主编

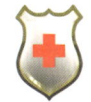

农村
新型冠状病毒肺炎
防控指南

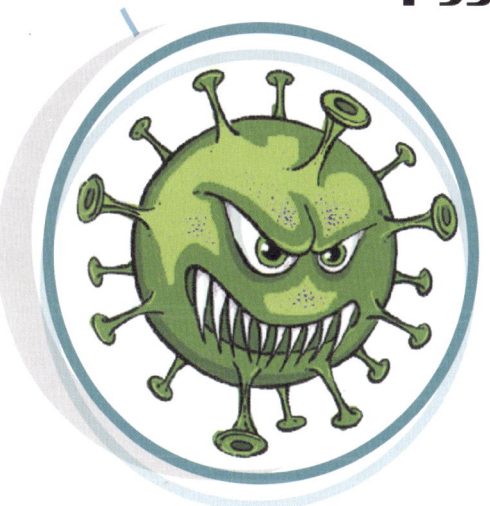

SPM 南方出版传媒
广东科技出版社 | 全国优秀出版社
· 广 州 ·

图书在版编目（CIP）数据

农村新型冠状病毒肺炎防控指南 / 广东省农业科学院，广东省农业农村厅主编. —广州：广东科技出版社，2020.2
ISBN 978-7-5359-7420-4

Ⅰ. ①农… Ⅱ. ①广…②广… Ⅲ. ①日冕形病毒—病毒病—肺炎—预防（卫生）—指南 Ⅳ. ①R563.101-62

中国版本图书馆CIP数据核字（2020）第026793号

农村新型冠状病毒肺炎防控指南
Nongcun Xinxing Guanzhuangbingdu Feiyan Fangkong Zhinan

出版 人：朱文清
项目统筹：朱文清 严奉强
责任编辑：区燕宜 罗孝政 于 焦 曾依翎
封面设计：柳国雄
责任校对：陈 静
责任印制：彭海波
出版发行：广东科技出版社
　　　　　（广州市环市东路水荫路11号 邮政编码：510075）
销售热线：020-37592148/37607413
http://www.gdstp.com.cn
E-mail：gdkjzbb@gdstp.com.cn（编务室）
经　　销：广东新华发行集团股份有限公司
印　　刷：广州市彩源印刷有限公司
　　　　　（广州市黄埔区百合3路8号 邮政编码：510700）
规　　格：889mm×1 194mm 1/32 印张2.25 字数50千
版　　次：2020年2月第1版
　　　　　2020年2月第1次印刷
定　　价：10.00元

如发现因印装质量问题影响阅读，请与广东科技出版社印制室联系调换（电话：020-37607272）。

《农村新型冠状病毒肺炎防控指南》编委会

主　　任：廖　明　黄斌民

副 主 任：徐志宏　刘亚平　魏文康　孙铭飞

编写人员：张建峰　王晓虎　勾红潮　翟少伦

　　　　　翟　颀　郭伟干　康桦华　魏文康

统　　稿：魏文康　翟　颀

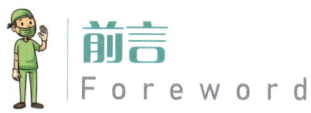
前言
Foreword

2019年12月以来,湖北省武汉市陆续出现了多例新型肺炎感染病例。经分离鉴定,确认病原为一种新型冠状病毒,世界卫生组织(WHO)将这一病毒所致的疾病命名为COVID-19。新型冠状病毒迅速传播至全国34个省、自治区、直辖市,疫情防控面临巨大的挑战。

疫情就是命令,防控就是责任。党中央、国务院高度重视,对新型冠状病毒肺炎防控工作作出了一系列的重要部署,全国所有的省、自治区、直辖市均已启动重大突发公共卫生事件Ⅰ级响应。全国上下一心,群策群力,积极加入到这场疫情防控阻击战中,为战"疫"的最终胜利贡献应有的力量。

新型冠状病毒肺炎疫情发生期间,我国各行各业均受到不同程度的冲击和影响,其中农业生产、农产品供给保障等产业发展面临极大的挑战,特别是因目前对疫情在畜牧业中的影响评估尚不足,可能会给畜牧业生产带来巨大的冲击,亟须鼓励畜禽养殖场、饲料企业、畜禽物流运输等畜牧业相关行业的复工、复产。与此同时，畜牧生产工作者及农村居民对该病毒的认识存在较多的疑惑，如新型冠状病毒是否会感染猪、鸡等动物；现有的猪、犬冠状病毒与该病毒存在何种关联，是否会通过接触携带传染给人；在农业生产特别是畜牧生产中需要注意从哪些环节来做好防控，避免交叉感染；野生动物需如何加强管理等诸如此类的问题亟须解决。我们希望通过有效的科学防控宣传，普及和提高畜牧生产工作者、农村居民等对新型冠状病毒肺炎疫情的了解和认识。故此，结合畜牧业的生产和农村生活实际，编写了《农村新型冠状病毒肺炎防控指南》一书。本书采用问答形式，分为疫情常识篇、乡村防疫篇、养殖防疫篇、纠偏辟谣篇、法律法规篇，旨在普及宣传新型冠状病毒肺炎防控知识，增强广大农业从业人员及农村居民的防控意识，引导他们树立对此次事件正确的认识态度，掌握科学的防控方法。图书内容丰富，实用性强。我们坚信，在全国人民的团结一心、共同努力下，新型冠状病毒肺炎阻击战必胜。

编　者

2020 年 2 月 9 日

目录
Contents

疫情常识篇

1. 什么是新型冠状病毒？它与 SARS 病毒、MRES 病毒一样吗？/ 2
2. 哪些野生动物会携带新型冠状病毒？/ 3
3. 家养动物会携带新型冠状病毒吗？/ 4
4. 新型冠状病毒的感染、传播途径有哪些？/ 5
5. 哪些人容易感染新型冠状病毒？/ 6
6. 如何正确选择及佩戴口罩？/ 7
7. 出入公共场所，可以不戴口罩吗？/ 8
8. 为什么要勤洗手？/ 9
9. 家中出现疑似患者后，该采取何种措施？/ 10

乡村防疫篇

10. 农村如何做好新型冠状病毒肺炎疫情的防控工作？/ 12
11. 返乡人员如何做好防护工作？/ 13
12. 村里外来回乡人员多，村民委员会应该怎么办？/ 14
13. 农村务工人员返程如何防护？/ 15
14. 从事农业生产人员如何做好防护工作？/ 16
15. 非农业生产人员如何做好防护工作？/ 17

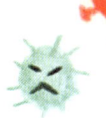

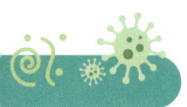

农村新型冠状病毒肺炎防控指南

16. 新型冠状病毒可能通过"粪口传播",农村防疫怎么办?/ 18
17. 广东省农业农村厅倡议的全省农民防控新型冠状病毒肺炎疫情时"九要九不要"中"九要"指的是什么?/ 19
18. 广东省农业农村厅倡议的全省农民防控新型冠状病毒肺炎疫情时"九要九不要"中"九不要"指的是什么?/ 21

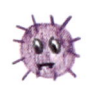

养殖防疫篇

19. 畜禽的冠状病毒有哪些?对人有危害吗?/ 24
20. 2018年清远市几个养猪场发现的蝙蝠源冠状病毒与此次暴发的新型冠状病毒有关系吗?/ 25
21. 养猪场的常用消毒药可以用于防控新型冠状病毒的消毒工作吗?/ 26
22. 养猪场消毒通道,可以用于防控新型冠状病毒感染吗?/ 27
23. 在新型冠状病毒肺炎疫情防控期间,养殖环境要如何消毒?/ 28
24. 经历了非洲猪瘟的严防严控,养猪场在防控新型冠状病毒方面是否不用再重复强调生物安全措施?/ 29
25. 在新型冠状病毒肺炎疫情防控期间,是否仍继续坚持对于非洲猪瘟的严密防控措施?/ 30
26. 在新型冠状病毒肺炎疫情防控期间,如果养猪场发生重大动物疫情,该怎么办?/ 31
27. 野生动物会携带哪些病原?/ 32
28. 目前对于野生动物饲养繁育交易场所是否监管?/ 33
29. 在疫情影响下,养殖农户、养殖小区及养殖场如何做好防

疫工作？/ 34

30. 饲养活畜禽如何防范疫情？/ 35
31. 如何做好养殖动物农贸市场防疫管理？/ 36
32. 在新型冠状病毒肺炎疫情防控期间，饲料运输、畜禽业复产等是否有保障措施？/ 37
33. 饲料兽药等生产企业是否可以提前复工？/ 38

纠偏辟谣篇

34. 谣言1：新型冠状病毒只感染中老年人，年轻人没事。/40
35. 谣言2：野生动物不能吃，同样家禽、家畜、家鱼也都不能吃了。/ 41
36. 谣言3：城市人多，要戴口罩；农村空旷人少，不用戴口罩。/ 42
37. 谣言4：戴多层口罩才能阻挡病毒。/ 43
38. 谣言5：抗生素可以治疗新型冠状病毒肺炎。/ 44
39. 谣言6：喝高度白酒、用淡盐水漱口可以预防新型冠状病毒感染。/ 45
40. 谣言7：家养畜禽、宠物会传播新型冠状病毒。/ 46

法律法规篇

41. 新型冠状病毒肺炎病人、疑似病人和处于隔离观察期的密切接触者不服从单位管理时，应如何处理？/ 48
42. 新型冠状病毒肺炎病人、密切接触人员医学观察及生活如何得到保障？因新型冠状病毒肺炎或者疑似症状被隔离

3

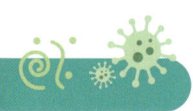

期间算作旷工吗？如何发放工作报酬？／49

43. 新型冠状病毒肺炎患者被隔离期间劳动合同到期，用人单位是否能够解除合同？／50

44. 由于疫情不能及时返回的情况如何处理？／52

45. 患有突发传染病或者疑似突发传染病而拒绝接受检疫、强制隔离或者治疗的，是否要承担刑事责任？／53

46. 对妨害新型冠状病毒肺炎防治，编造、故意传播虚假恐怖信息的行为应如何制裁？／54

47. 影响新型冠状病毒肺炎防控的单位和个人，导致传染病传播、流行，给他人人身财产造成损害的，要承担怎样的法律责任？／56

48. 在新型冠状病毒肺炎疫情防控期间，以暴力、威胁方法阻碍疫情防控工作人员防疫、检疫、强制隔离、隔离治疗等防控措施的，应当承担刑事责任吗？／57

49. 在新型冠状病毒肺炎疫情防控期间，随意倾倒或者处置含传染病病原体的废物等危险物资，应当承担怎样的法律责任？／58

50. 因本次疫情防控的原因，导致买卖合同、租赁合同、旅行服务合同等合同不能履行或不能正常履行而引起的民商事纠纷如何处理？／59

致谢／61

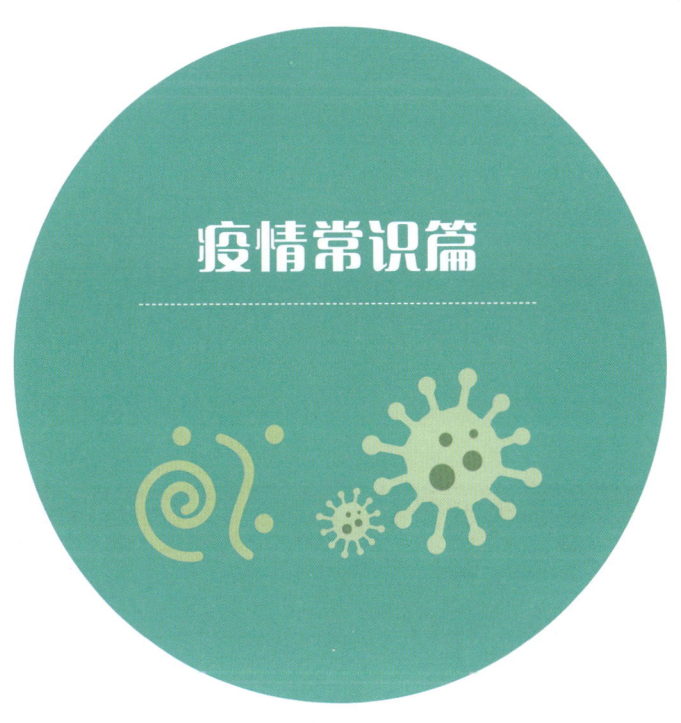

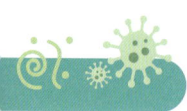

农村新型冠状病毒肺炎防控指南

 1. 什么是新型冠状病毒？它与SARS 病毒、MRES 病毒一样吗？

此次流行的冠状病毒为一种新发现的冠状病毒，其与2003年暴发的SARS病毒、2012年出现的MERS病毒同属于冠状病毒这个大家族，是"兄弟姐妹"，基因序列有很多一样的地方，但不完全相同。

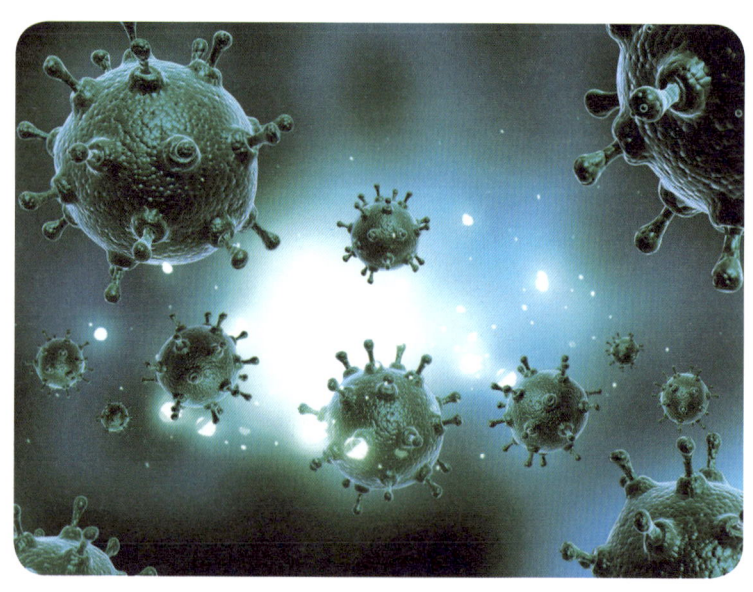

疫情常识篇

 2. 哪些野生动物会携带新型冠状病毒?

研究推测本次的新型冠状病毒自然宿主可能是蝙蝠，但是从蝙蝠传播到人的中间宿主还未完全弄清。华南农业大学研究团队发现穿山甲为新型冠状病毒的潜在中间宿主，但是否还有其他野生动物目前还不清楚。为了安全起见，大家千万不要吃国家明令禁止及来路不明的野生动物、生鲜食品等。

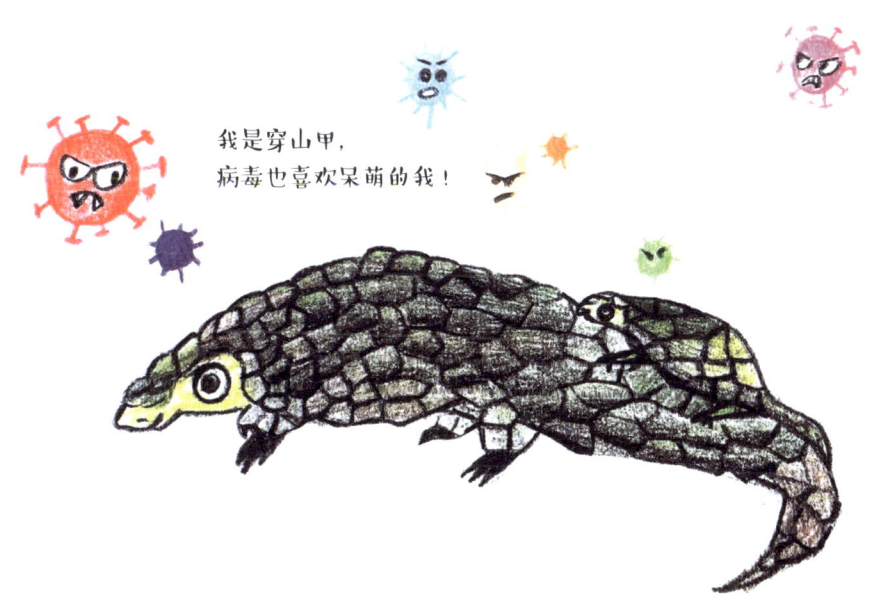

3

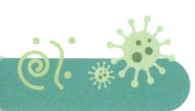

农村新型冠状病毒肺炎防控指南

 3. 家养动物会携带新型冠状病毒吗？

冠状病毒在自然界中广泛存在，在家养的猪、牛、羊、禽、犬和猫体内共发现 10 余种不同类型的冠状病毒。但是这些冠状病毒和这次的新型冠状病毒、SARS 病毒是分属不同属的，且没有发现家养动物的冠状病毒可以传播给人的证据。感染人的新型冠状病毒、SARS 病毒等也不会感染家养动物。但是家养动物外出时，不排除接触到含有病毒的污染物，而人们再接触到它们身上的污染物时可能会发生病毒传播，但是病毒在外界干燥环境中存活不超过 2~4 小时，如果我们注意外出动物的清洁和消毒，这种概率也是比较低的。为保险起见，在限制人员流动的同时，也要限制农村地区的家养动物随意流动。

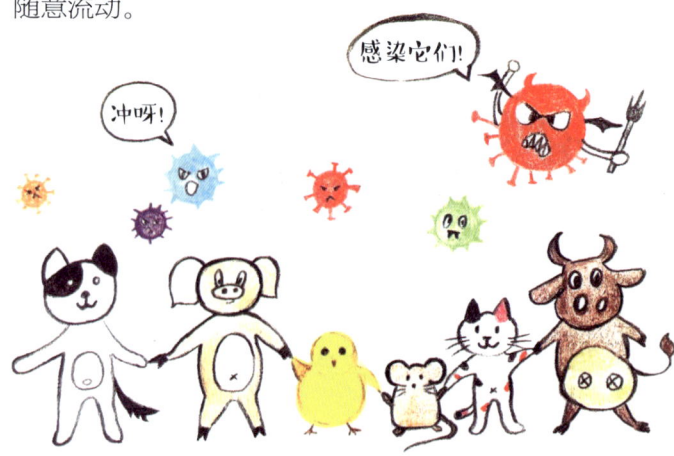

疫情常识篇

 4. 新型冠状病毒的感染、传播途径有哪些?

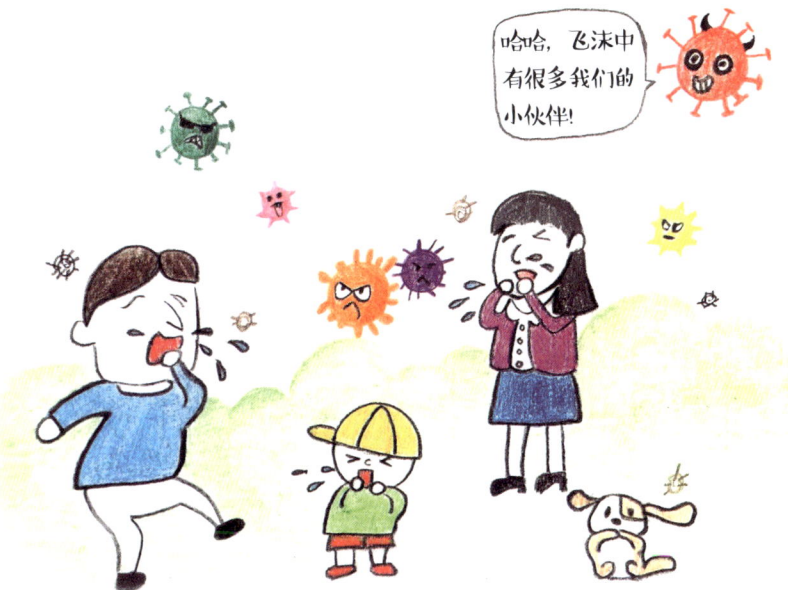

　　新型冠状病毒的传播途径有飞沫传播和接触传播，可能还有消化道感染、"粪口传播"，最新消息显示新型冠状病毒还有可能通过气溶胶传播。气溶胶传播是指飞沫在空气中悬浮的过程中，因为失去水分，剩下的蛋白质和病原体组成核，就形成了飞沫核，这个飞沫核可以飘到更远的地方造成远距离的传播。

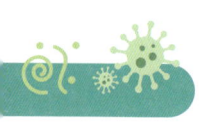

农村新型冠状病毒肺炎防控指南

 5. 哪些人容易感染新型冠状病毒?

人群普遍易感。老年人及有基础疾病者感染后病情较重,儿童、婴幼儿及孕妇也是易感人群。

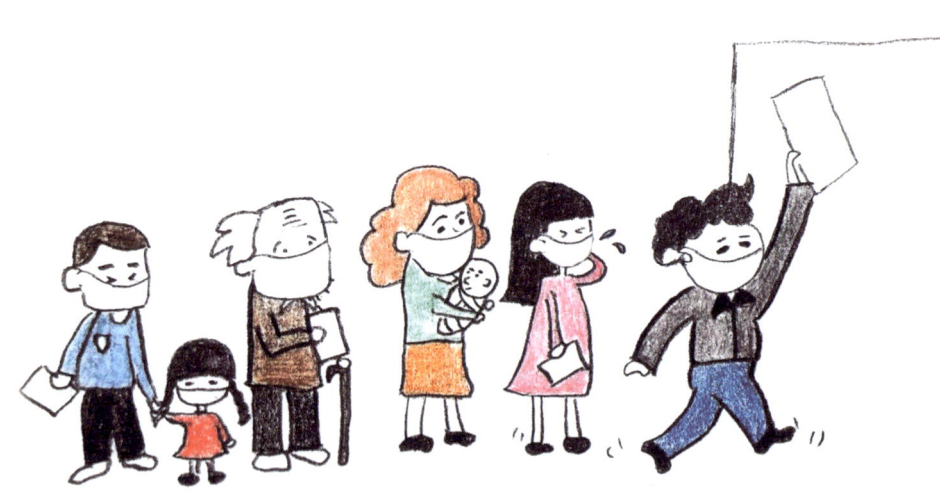

6. 如何正确选择及佩戴口罩？

新型冠状病毒肺炎疫情期间需要佩戴口罩，可选择医用外科口罩或医用防护口罩。在日常生活中，避免近距离（1米以内）接触。平时选择使用医用外科口罩即可，无须使用医用防护口罩。只有当近距离（1米以内）接触确诊病例或疑似病例时，需佩戴医用防护口罩（N95及以上）。

戴口罩前要把手清洗干净，通过口罩的折叠层来判断里外层，折叠层朝外的一面是口罩的外层，然后用双手紧压鼻梁两侧的金属条，使口罩上端紧贴鼻梁，向下拉伸口罩，使口罩不留褶皱。

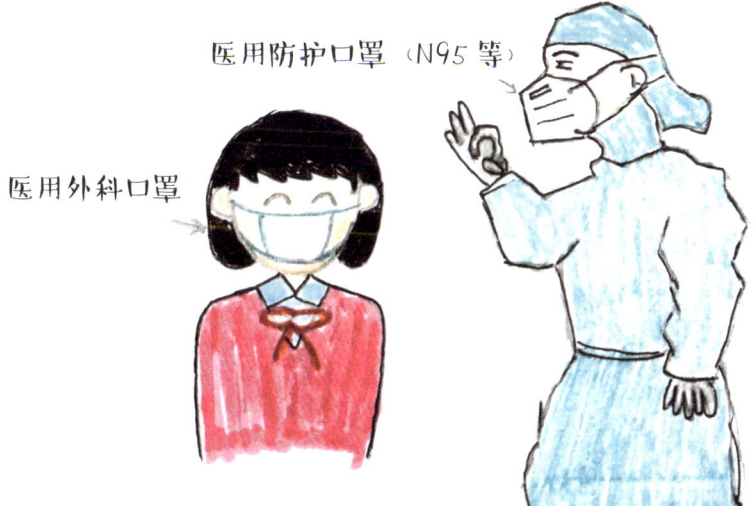

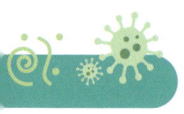

农村新型冠状病毒肺炎防控指南

 7. 出入公共场所，可以不戴口罩吗?

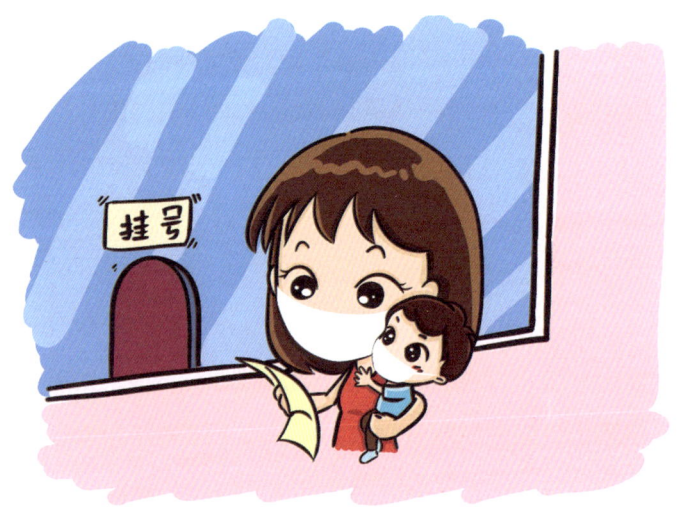

根据《中华人民共和国突发事件应对法》《突发公共卫生事件应急条例》和《公共场所卫生管理条例》等规定，在公共场所实施佩戴口罩控制措施，要求进入公共场所的人员须佩戴口罩，对未佩戴口罩进入公共场所者应当予以劝阻，对不听劝阻的人员依据《中华人民共和国传染病防治法》和《公共场所卫生管理条例》的规定向相关主管部门报告，由各相关主管部门按照各自职责依法处理。

8. 为什么要勤洗手？

　　双手经常会接触公共环境中的各类扶手、门把手、电梯按键等，接触细菌和病毒的机会较大。大量流行病学资料显示，手是致病菌传播的媒介之一。每天从外面回家后、打喷嚏后、饭前便后、处理生肉后、接触宠物后等都应洗手。特别是去医院就诊的病人在摘除口罩之后，一定要进行洗手消毒。

拓展阅读 1

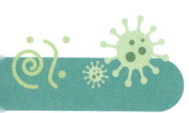

农村新型冠状病毒肺炎防控指南

 9. 家中出现疑似患者后，该采取何种措施？

家人和疑似患者要戴上口罩，及时将患者送医，并避免使用公共交通工具；在患者离开后，应对家中进行终末消毒处理；继续保持日常家居消毒。

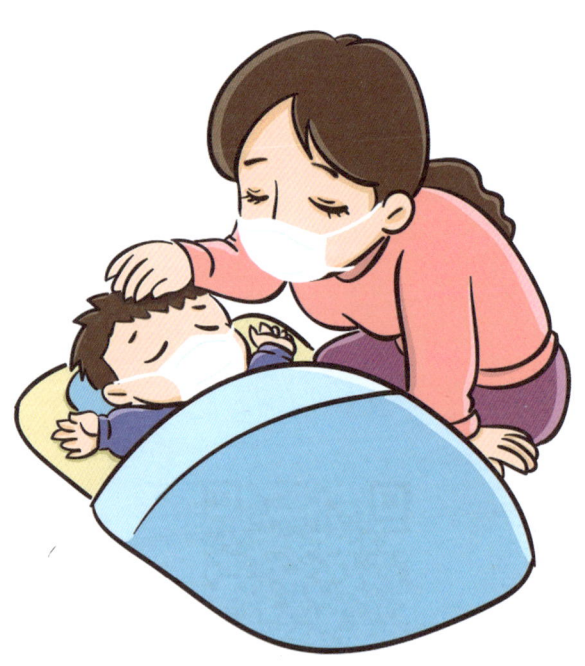

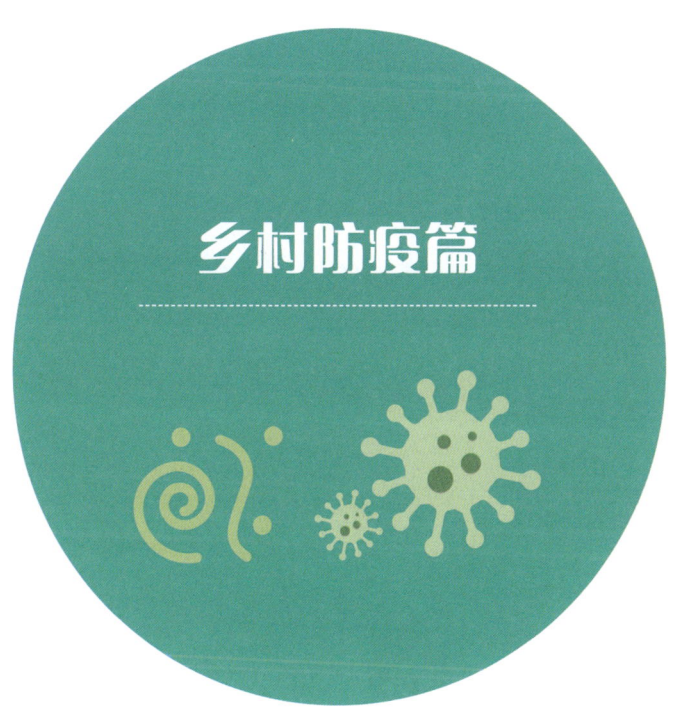

乡村防疫篇

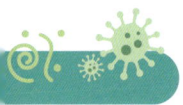

农村新型冠状病毒肺炎防控指南

 10. 农村如何做好新型冠状病毒肺炎疫情的防控工作?

（1）充分认识做好农村疫情防控工作的重要性和紧迫性。

（2）压实县乡党委政府和村"两委"的责任。

（3）充分发挥农村基层医疗卫生机构和村医的作用。

（4）强化返乡人员、流动人口健康管理。

（5）加强防控工作宣传引导。

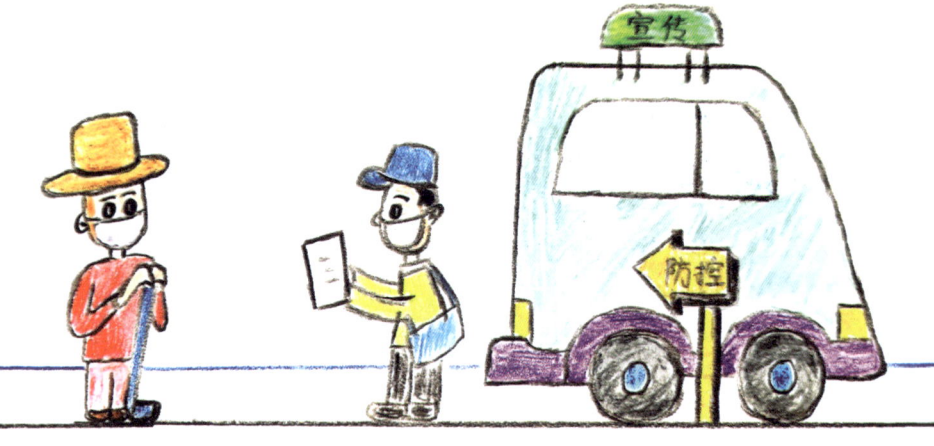

乡村防疫篇

 11. 返乡人员如何做好防护工作?

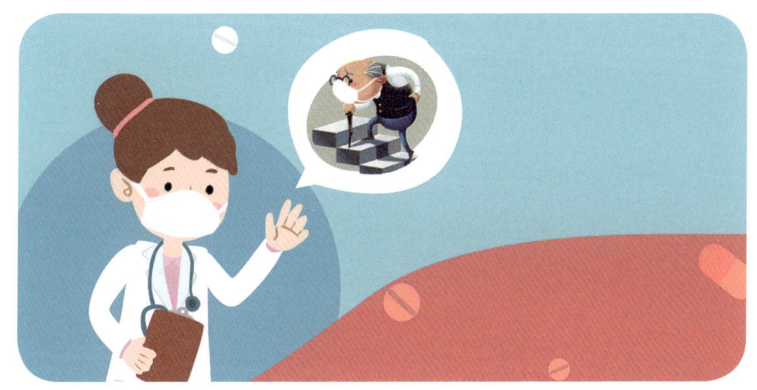

如果近期去过疫情高发地区或者途经疫情高发地区返乡的村民，要及时向村民委员会报告回乡路径、接触人群，以及近期的身体状况。回到农村居住地后，要自我隔离14天，期间不出门、不串门，不紧密接触他人，特别留意自己及周围人的身体状况，并尽量避免前往公共场所与人群密集区域。一旦出现发热、乏力、干咳气促、肌肉酸痛等症状，应及时正确佩戴口罩并立即就医，就医时应主动告知医生自己的疫区旅行史和接触史。

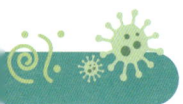

农村新型冠状病毒肺炎防控指南

 12. 村里外来回乡人员多，村民委员会应该怎么办？

（1）人流引导：所有外来回村人员登记，并保留返回时的机票、车票等资料。

（2）防护引导：做好疫情防护措施，戴口罩、勤洗手、勤消毒、多通风。

（3）留观引导：对重疫情地区来往人员，要居家隔离14天，观察健康状况。

（4）宣传引导：不造谣、不信谣、不传谣，科学防疫，有情况及时上报。

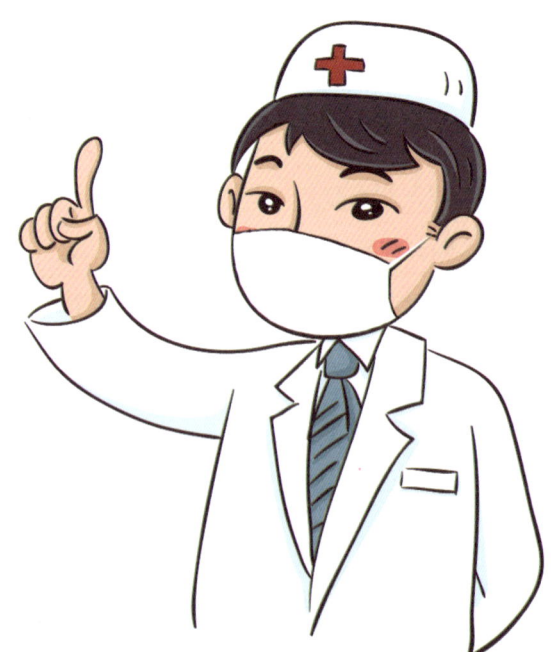

13. 农村务工人员返程如何防护?

随着返程潮的来临,大量农村务工人员会返程,返程前如果出现发烧咳嗽的情况,尽量不要出行。在返程途中避免与任何发烧、咳嗽等类似感冒或流感症状的人近距离接触。同时正确佩戴口罩,每次脱下用完的口罩后都要洗手。要吃彻底煮熟的食物,旅行途中避免直接接触野生动物或家禽、家畜。咳嗽和打喷嚏时,用纸巾或手肘遮住口鼻,并马上把纸巾扔进封闭式垃圾桶内,然后重新洗手。不要在公共场所随地吐痰。

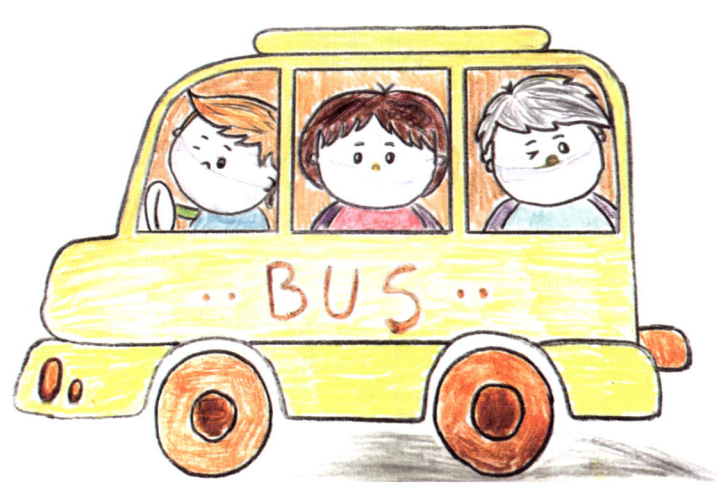

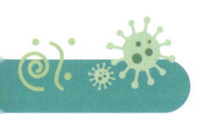

农村新型冠状病毒肺炎防控指南

 14. 从事农业生产人员如何做好防护工作?

在做好自我保护的同时,做好动物饲养、免疫、场内外消毒和进出人员及物品消毒等工作,加强村级防疫员巡查与信息沟通,落实动物"冬防""春防"工作,防患于未然。一旦有畜禽异常死亡,做好登记,上报当地动物防疫部门,并做好无害化处理。留意冬春季畜禽呼吸道疾病发生情况,定期收集监测信息并上报。做好畜禽养殖场及周边、农村周边的消毒,设立缓冲带,有条件的要做好疫病监测工作。

从事收购、运输、销售畜禽等农产品的人员,做好消毒工作,注意个人卫生,勤洗手,正确佩戴口罩。劳动人员要注意休息避免过度劳累,身患疾病的人员更要保重,不能带病从事生产工作。

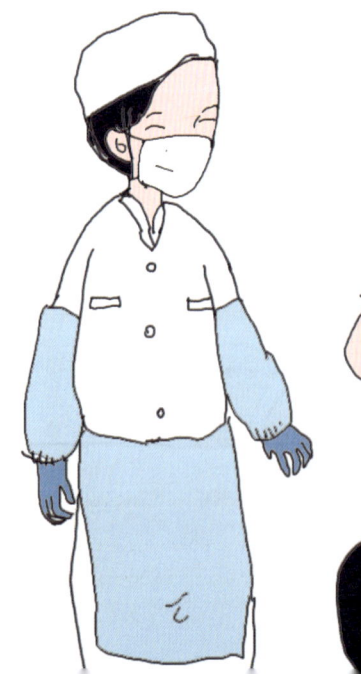
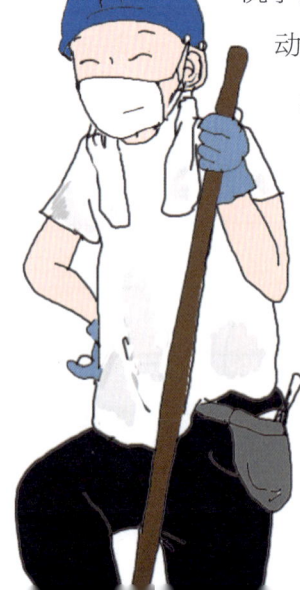

乡村防疫篇

 15. 非农业生产人员如何做好防护工作?

要注意个人卫生，遵守防疫要求，减少出门、串门，若必须出门一定要佩戴口罩，勤洗手。减少或暂停聚会、赶集、拜年等集体活动，避免到人流密集的场所，特别是封闭、空气不流通的公共场所和人多聚集的地方，尤其是儿童、老年人及免疫力低下的人群。适时开窗通风，促进空气流通。

农村各零售药店、个体诊所、医疗队、村医生等对前来购买治疗发烧、咳嗽药品的人员，要力劝患者及时就近到开设了发热门诊的正规医疗机构就诊。

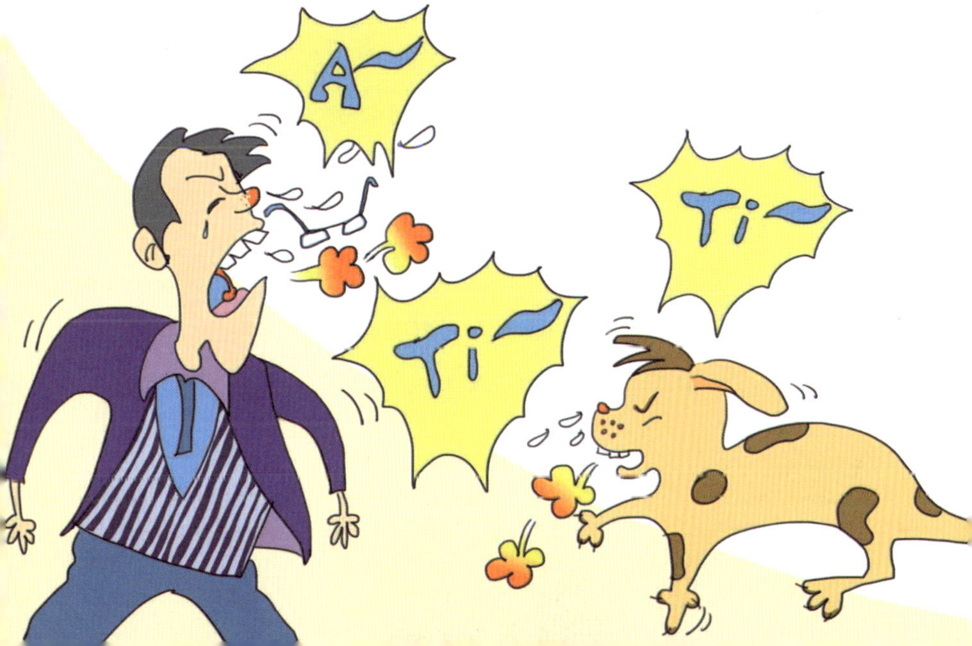

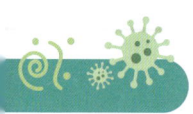
农村新型冠状病毒肺炎防控指南

16. 新型冠状病毒可能通过"粪口传播",农村防疫怎么办?

"粪口传播"途径是传染病的传播方式之一,也称经消化道传播。面对新型冠状病毒可能存在的"粪口传播"途径,农村的防疫工作必须格外引起重视。防范"粪口传播"的关键是勤洗手,尤其是在进食、喝水前。虽然我们提倡节约水资源,但是面对疫情,洗手的时候一定要注意使用流动水。目前在我国部分地区还有使用便桶并且在鱼塘清洗的习惯,疫情时期必须摒除这种做法。农村厕所常常狭小、排风设施不完善,且共用厕所现象普遍,现在应当避免和患者、疑似患者共用厕所,还要避免在厕所随意丢弃垃圾,因为病毒可能存活在使用后的手纸、烟头中。厕所要做到每日清扫及消毒,对有患者的农户,患者使用的厕所应隔离开来,粪便可用漂白粉、生石灰等覆盖,对储粪池周边要进行消毒,患者使用过的手纸也应密封收集并销毁。粪污清掏和处理人员应加强卫生安全防护,配置防护服和卫生消毒设施,粪污转运要有密封措施。

乡村防疫篇

 17. 广东省农业农村厅倡议的全省农民防控新型冠状病毒肺炎疫情时"九要九不要"中"九要"指的是什么?

一要早报告。有去过疫区、来自疫区的亲友要及时告知村民委员会,家人、亲友或自己出现发热、咳嗽、胸闷等不适症状,要早报告、及时诊治。

二要戴口罩。到人群密集的地方要戴口罩,咳嗽、发烧戴口罩,这是最简单易行的有效防护措施。

三要讲卫生。清理卫生死角,及时清运垃圾,搞好环境卫生,防好蚊蝇病害少。不随地吐痰,咳嗽、打喷嚏时用纸巾捂口鼻,处理完毕要洗手。

四要勤洗手。咳嗽或打喷嚏、准备食物、饭前便后、接触动物或者处理动物粪便、外出返家后,使用肥皂或洗手液洗手,至少冲洗15秒,注意每个部位都擦洗到。

五要多通风。定时打开门窗,保持家里空气流通。

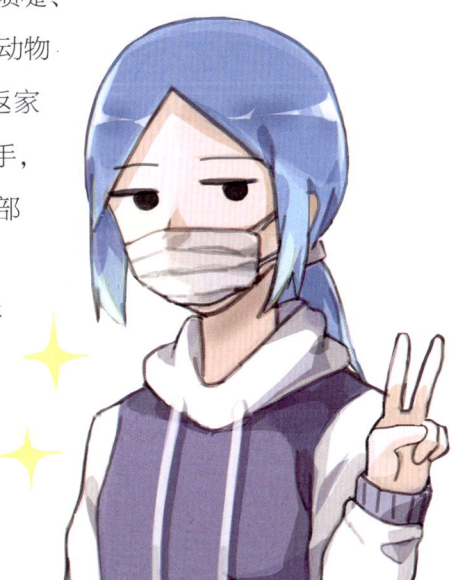

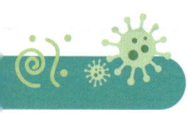

六要多锻炼。多活动筋骨，身强体健抵抗力强。

七要重调养。多喝水，足睡眠，食物荤素搭配、生熟分开、煮熟煮透，努力提升自身免疫力。

八要管畜禽。畜禽要圈养，做好清洗消毒，及时打疫苗。

九要多支持。多支持镇村干部的工作，配合做好防疫登记和核查。全省扶贫干部，特别是基层一线的扶贫干部，要引导帮助贫困群众落实防控措施，确保不漏一户、不落一人。

乡村防疫篇

 18. 广东省农业农村厅倡议的全省农民防控新型冠状病毒肺炎疫情时"九要九不要"中"九不要"指的是什么?

一不要凑人多。人群聚集地方风险大,要少走亲访友,少聚会、聚餐,少赶集,少去人员密集场所,不要参加乡村庙会、年例等习俗。

二不要吃野味。不要捕猎、滥杀、加工、贩卖、食用野生动物及其制品。

三不要瞒实情。若身体出现异常或与确认的发病人员密切接触,不要因害怕隔离而隐瞒不报。

四不要拒检查。不要拒绝临时防疫检查站的测温检查。

五不要乱丢弃。养成好的卫生习惯,不要乱丢垃圾,特别是戴过的口罩和相关防护用品,有条件的要集中无害化处理,不能集中处理的要自行焚烧处理。

六不要早返城。响应政府号召,进城务工人员按要求有序返城。

七不要带活禽。进城务工人员,返城时不要携带活禽及其他动物。

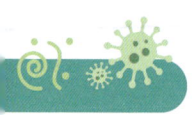

八不要太恐慌。只要及时发现并隔离病人,就能很快遏制住疫情,不要过分恐慌,不信谣、不传谣。

九不要停生产。一年之计在于春,疫情要防,生产不停,要抓好春季田管、春耕备耕和畜牧业生产。

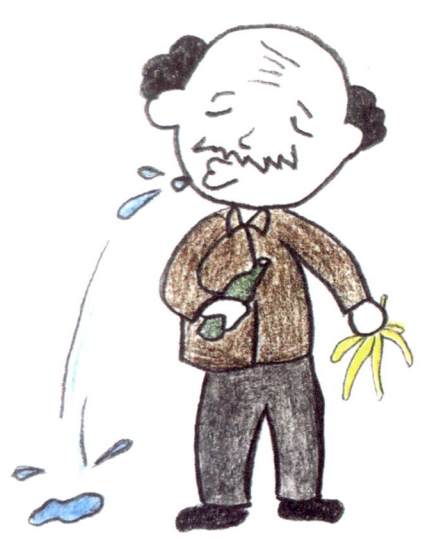
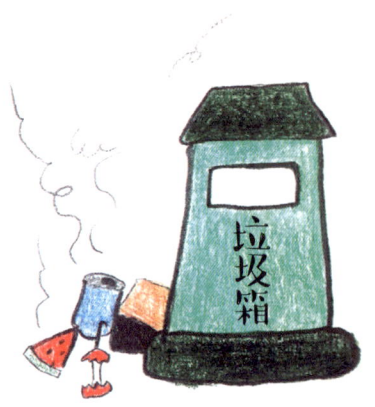

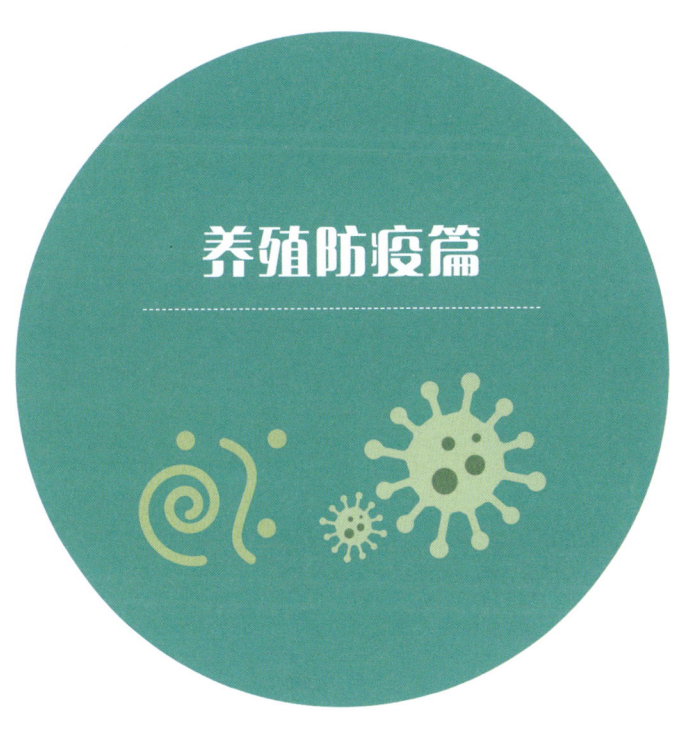

养殖防疫篇

19. 畜禽的冠状病毒有哪些？对人有危害吗？

按照畜禽宿主种属分类，猪的冠状病毒包括：①猪流行性腹泻病毒；②猪传染性胃肠炎病毒；③猪呼吸道综合征（PRCV）冠状病毒；④急性腹泻综合征（SADS）冠状病毒；⑤猪血凝性脑脊髓炎病毒；⑥猪 δ 冠状病毒，也叫丁型冠状病毒。禽的冠状病毒包括：①鸡传染性支气管炎病毒；②火鸡蓝冠病冠状病毒；③鸭冠状病毒。牛的冠状病毒为牛冠状病毒。犬、猫的冠状病毒包括：①犬的冠状病毒；②猫传染性腹膜炎病毒。目前，没有证据表明畜禽冠状病毒对人有致病性。

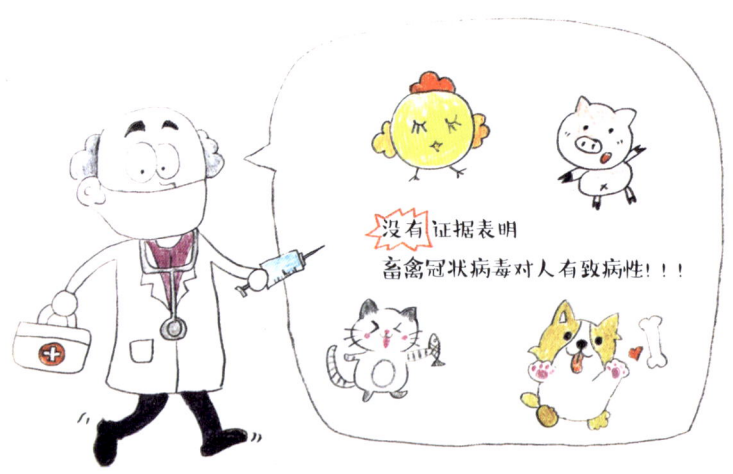

养殖防疫篇

20. 2018年清远市几个养猪场发现的蝙蝠源冠状病毒与此次暴发的新型冠状病毒有关系吗?

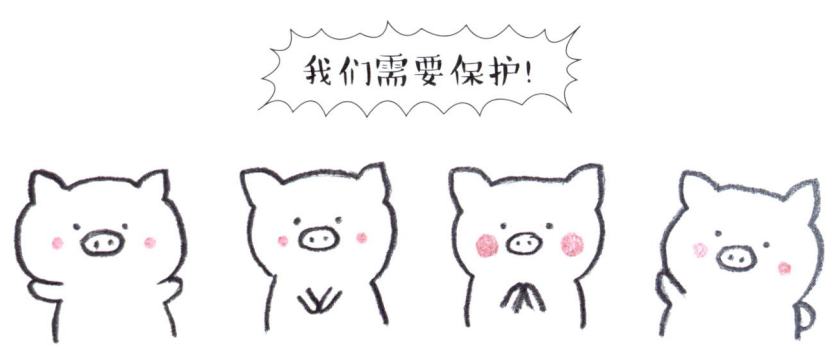

　　没有。已研究证实,2018年清远市几个养猪场发现的蝙蝠源冠状病毒为猪急性腹泻综合征冠状病毒。根据对和病猪有密切接触的猪场工作人员的血清学调查结果,无证据显示猪急性腹泻综合征冠状病毒可进一步跨种感染人。

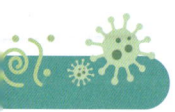

农村新型冠状病毒肺炎防控指南

 21. 养猪场的常用消毒药可以用于防控新型冠状病毒的消毒工作吗?

可以，但需要选择合适种类的消毒药。根据《关于印发新型冠状病毒肺炎诊疗方案（试行第五版 修正版）》，新型冠状病毒对紫外线和热敏感，56℃ 30分钟、乙醚、75%乙醇、含氯消毒剂、过氧乙酸和氯仿等脂溶剂均可有效灭活病毒，但氯己定不能有效灭活病毒。

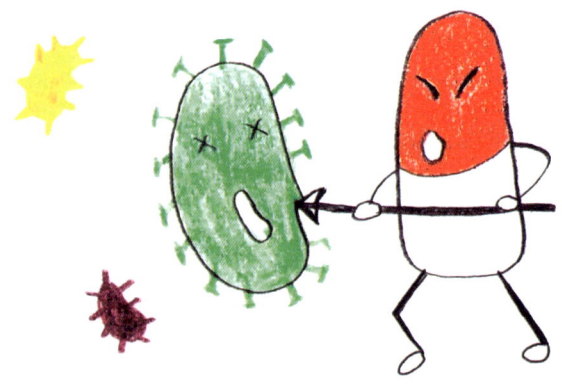

22. 养猪场消毒通道，可以用于防控新型冠状病毒感染吗？

可以。此类消毒通道的作用是杀灭通行者身上的细菌和病毒，从而保护养猪场的猪群不被感染。新型冠状病毒的传播途径主要是飞沫和接触。所以当人们经过消毒通道时，衣服上携带的病毒可以被杀灭。但对于人们可能遇到的"飞沫"仍需按要求戴口罩防护。对于手可能接触到的病毒，仍需及时洗手防护。

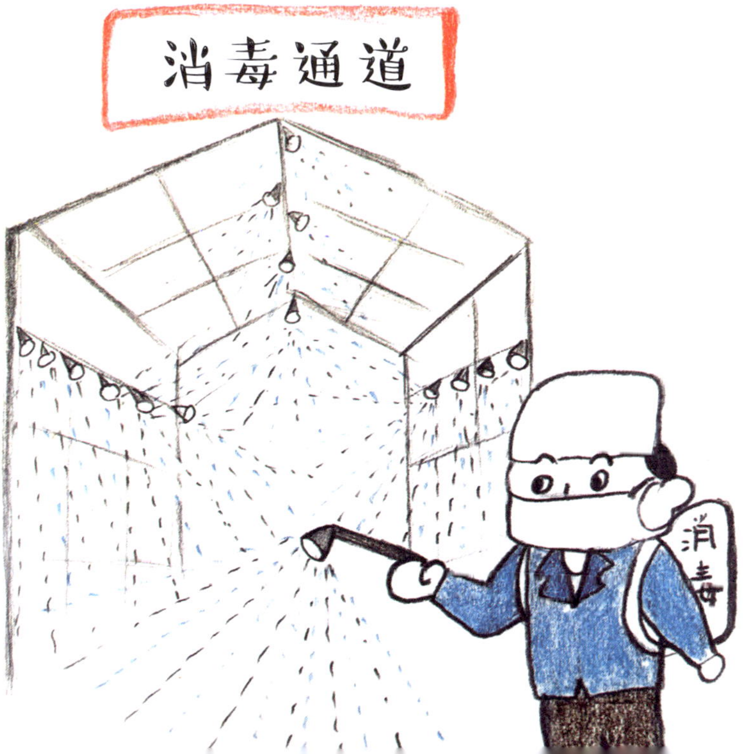

23. 在新型冠状病毒肺炎疫情防控期间，养殖环境要如何消毒？

要制定严格的消毒管理制度，并坚持定期进行消毒。日常消毒可用含氯消毒剂、过氧化物类等常用消毒剂，对养殖环境和养殖场内的运输通道、人行道路及养殖器械、运输车辆等进行喷洒、擦拭或浸泡消毒。在消毒时，必须做好人员防护及生物安全管理工作。

拓展阅读 2

24. 经历了非洲猪瘟的严防严控，养猪场在防控新型冠状病毒方面是否不用再重复强调生物安全措施？

否。虽然经历了非洲猪瘟防控洗礼后，养猪人在防控重大疫情方面比普通老百姓的理解更透彻，网上也有段子开玩笑说"猪场是新型冠状病毒肺炎当下最安全的地方"，但由于新型冠状病毒和非洲猪瘟病毒的传播途径不同，防控过程中采用的生物安全措施也有差异，养猪场还是不能麻痹大意，要按照要求做好新型冠状病毒肺炎防控工作。

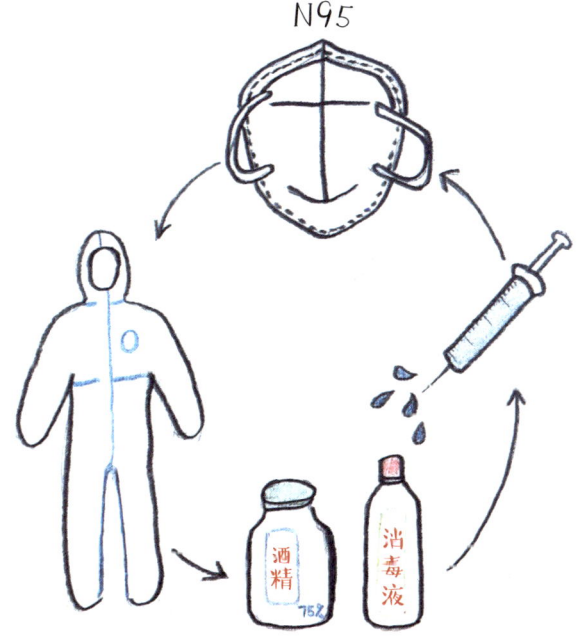

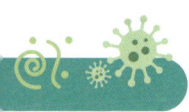

农村新型冠状病毒肺炎防控指南

 25. 在新型冠状病毒肺炎疫情防控期间，是否仍继续坚持对于非洲猪瘟的严密防控措施？

是。一方面，新型冠状病毒和非洲猪瘟病毒的传播途径不同，防控过程中采用的生物安全措施也有差异。另一方面，从病毒对生物的杀伤力和破坏力来说，非洲猪瘟病毒比新型冠状病毒更强，猪只一旦感染，致死率极高，损失难以估量。所以，对于防控非洲猪瘟，应警钟长鸣，采取任何严格的生物安全措施和手段都不过分。

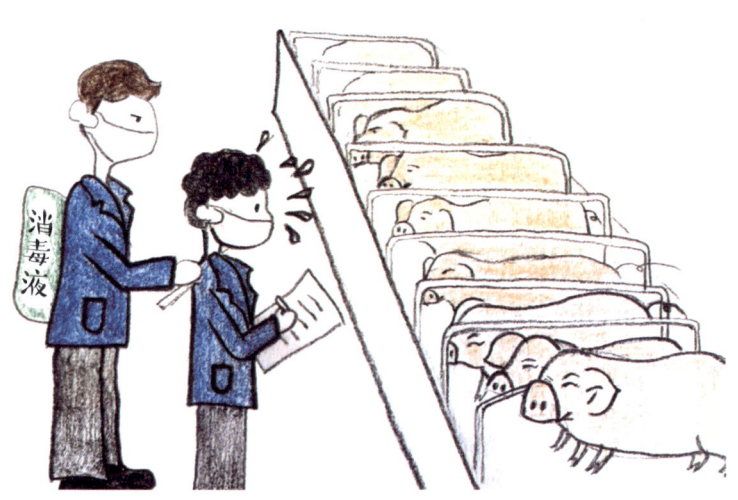

26. 在新型冠状病毒肺炎疫情防控期间，如果养猪场发生重大动物疫情，该怎么办？

根据《畜禽养殖、运输、屠宰场所新型冠状病毒肺炎预防控制指引》，养殖场一旦发现不明死因畜禽时，要及时向当地动物防疫部门汇报，不得自行处理病死畜禽。任何单位和个人不得抛弃、收购、贩卖、屠宰加工病死畜禽。

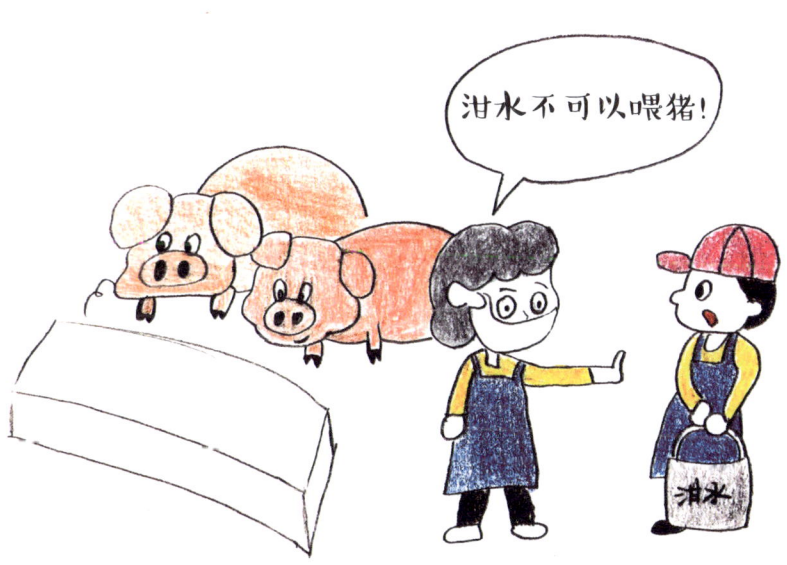

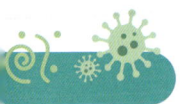

农村新型冠状病毒肺炎防控指南

 27. 野生动物会携带哪些病原?

据报道,蝙蝠能携带多种病毒,是病毒携带大户,其中最可怕的病毒包括SARS病毒、埃博拉病毒、马尔堡病毒、尼帕病毒、亨德拉病毒、MERS病毒等。现在流行的新型冠状病毒极有可能的自然宿主也是蝙蝠。穿山甲可携带多种体内寄生虫如弓形虫、肺吸虫、绦虫、旋毛虫等,还可携带蜱虫,蜱虫可以传播回归热、出血热、乙型脑炎等上百种疾病。刺猬体内能携带多种寄生虫,比如裂头蚴、芽囊原虫等。浣熊是狂犬病的宿主,它的体内携带了多种寄生虫,包括蛔虫、钩虫、浣熊贝蛔虫等。野生的蛇体内携带有多种寄生虫,如舌形虫、曼氏迭宫绦虫、隐孢子虫等。野兔体内携带有弓形虫、脑炎原虫、肝毛细线虫、肝片吸虫、囊尾蚴。

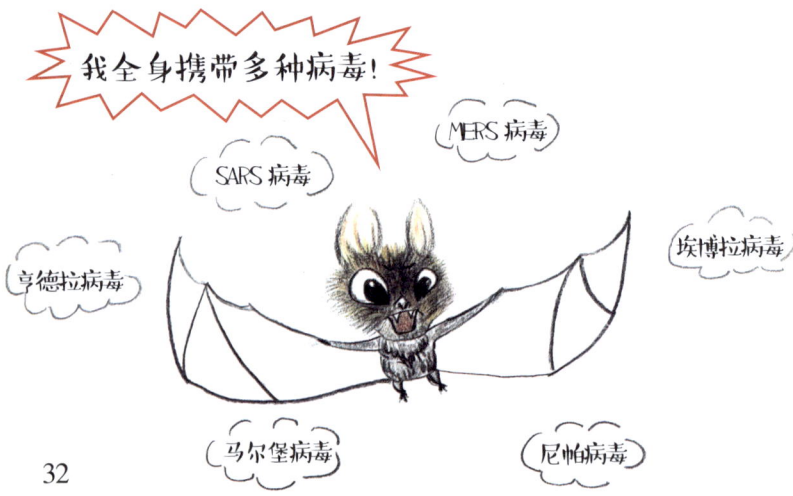

养殖防疫篇

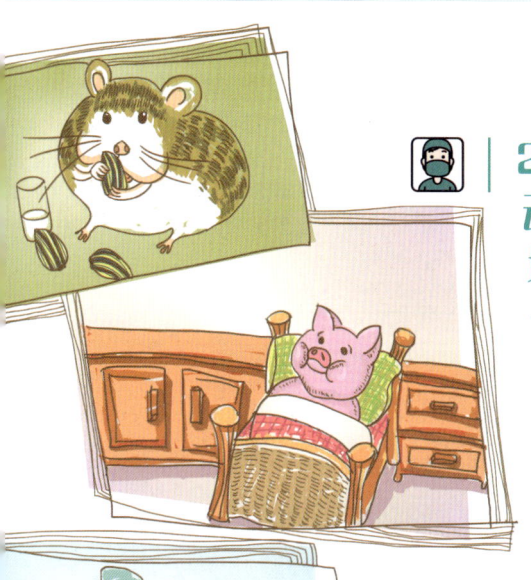

28. 目前对于野生动物饲养繁育交易场所是否监管?

是。为严防新型冠状病毒肺炎疫情,阻断可能的传染源和传播途径,市场监管总局、农业农村部、国家林草局已联合发布公告,自公告发布之日起至全国疫情解除期间,禁止野生动物交易活动,各地饲养繁育野生动物场所实施隔离,严禁野生动物对外扩散和转运贩卖。各地农(集)贸市场、超市、餐饮单位、电商平台等经营场所,严禁任何形式的野生动物交易活动。社会各界发现违法违规交易野生动物的,可通过12315热线或平台举报。

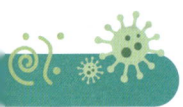

农村新型冠状病毒肺炎防控指南

 29. 在疫情影响下，养殖农户、养殖小区及养殖场如何做好防疫工作？

做好常规免疫工作，特别要做好非洲猪瘟和高致病性禽流感等重大动物疫病防控工作。科学使用消毒药，畜禽养殖圈舍、饲喂工具、运输车辆等更要勤于消毒。养殖过程中产生的正常死亡畜禽及其排泄物，请务必做好无害化处理。畜禽尸体要在无害化处理场集中处理，粪便等排泄物要按规定进行处置。如果出现动物异常死亡等现象，请及时报告当地兽医主管部门或者动物卫生预防和监督机构。新进场工作人员要询问场外人员接触史，并报告自身健康状况。另外，要积极配合动物卫生监督机构、动物疫病预防控制机构和村级动物防疫员落实动物疫情的监测和排查，对落实措施不到位的，严格进行责任追究。

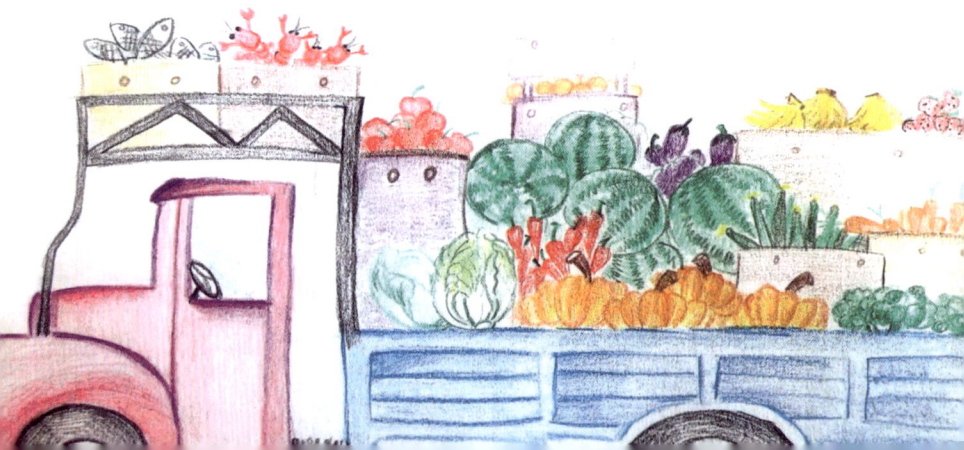

30. 饲养活畜禽如何防范疫情？

（1）养殖场应保持空气流通。

（2）每日定时对饲养处和宰杀处进行消毒。

（3）垃圾和粪便集中进行无害化处理，每日清运，不可囤积。

（4）污水可用含有效氯的含氯消毒剂进行消毒处理。

（5）避免密切接触畜禽和野生动物，做好个人卫生防护。

（6）不屠宰和食用病、死禽畜或野生动物。

（7）发现不明原因的病死禽畜不能自行处理，要及时上报当地动物防疫部门。

（8）接触活畜禽或其粪便，宰杀禽畜或处理其制品后，需用洗手液和流动的水洗手。

拓展阅读 3

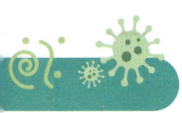

农村新型冠状病毒肺炎防控指南

31. 如何做好养殖动物农贸市场防疫管理?

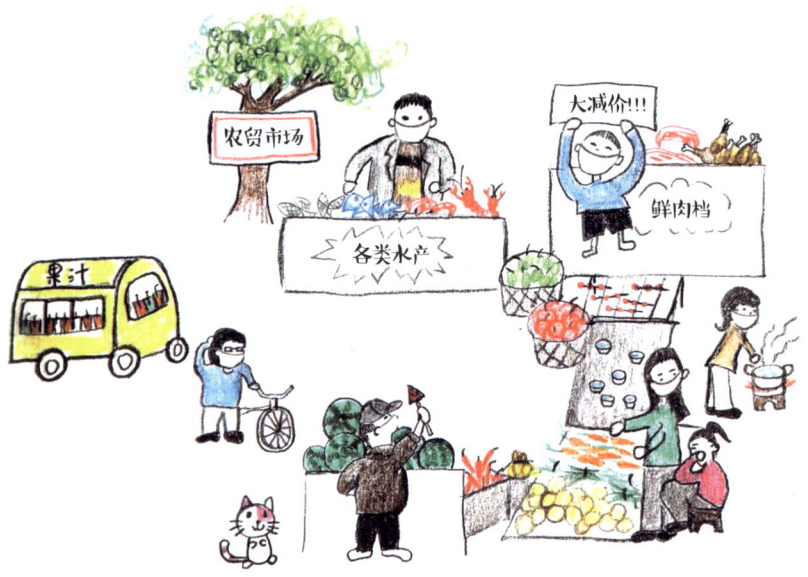

　　不要到农贸市场销售或购买活畜禽、不要私自宰杀活畜禽。禁止野生动物交易,做好市场每日清洗消毒工作。发现不明原因死亡的动物要及时上报,让当地兽医主管部门或者动物卫生预防和监督机构处理。避免前往有野生动物交易的农贸市场,不要接触野生动物,不屠宰或食用病、死畜禽或野生动物。

养殖防疫篇

 32. 在新型冠状病毒肺炎疫情防控期间，饲料运输、畜禽业复产等是否有保障措施？

2020年2月4日，农业农村部办公厅印发紧急通知，要求各地不得以防疫为由，违规拦截仔畜、雏禽及种畜禽运输车辆、饲料运输车辆和畜产品运输车辆，不得关闭屠宰场，不得封村断路，维护畜牧业正常产销秩序，保障肉蛋奶市场供应，并支持企业尽早复工。

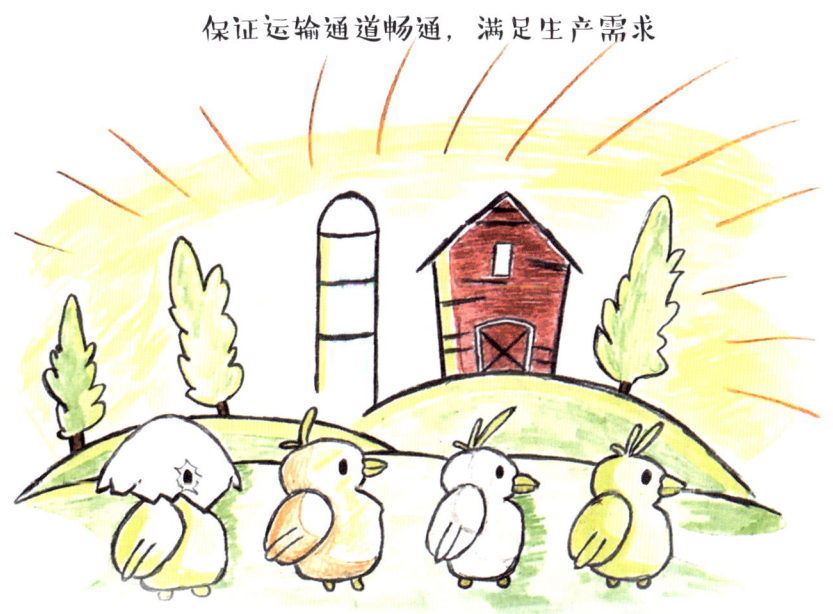

保证运输通道畅通，满足生产需求

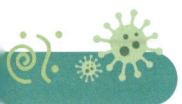

农村新型冠状病毒肺炎防控指南

 33. 饲料兽药等生产企业是否可以提前复工？

根据农业农村部办公厅《关于维护畜牧业正常产销秩序保障肉蛋奶市场供应的紧急通知》和广东省农业农村厅《关于饲料兽药等生产企业复工有关事宜的通知》，各地要在有效防控疫情的同时，尽快安排饲料、屠宰、种畜禽、畜产品加工包装材料等生产加工企业复工，增加市场供应，保障养殖企业和畜产品加工企业正常运行。复工企业要认真履行疫情防控工作的主体责任，对复工人员实行分类管理、精准施策，做好健康教育、人员防护、应急处置等工作，切实保障员工身体健康，防止发生疫情。

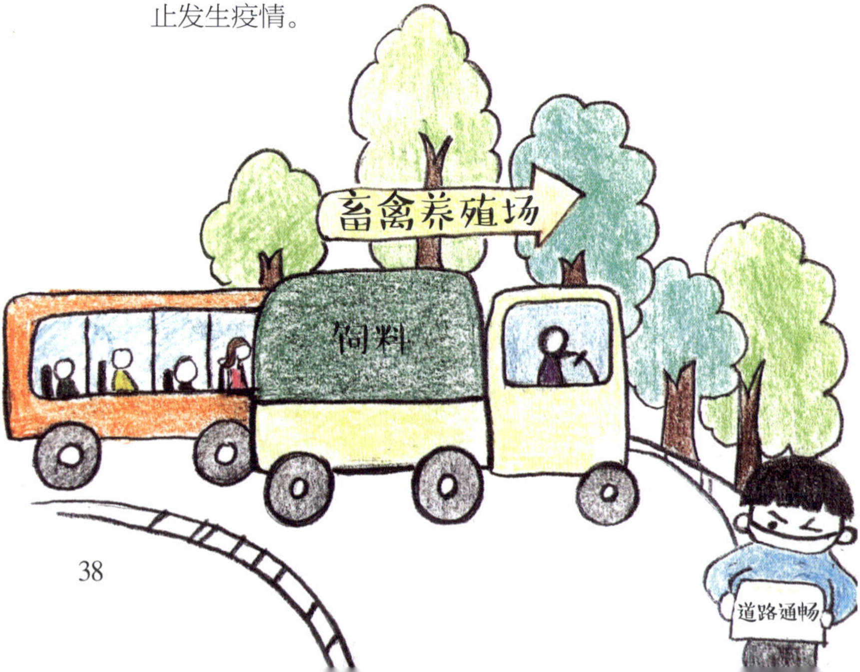

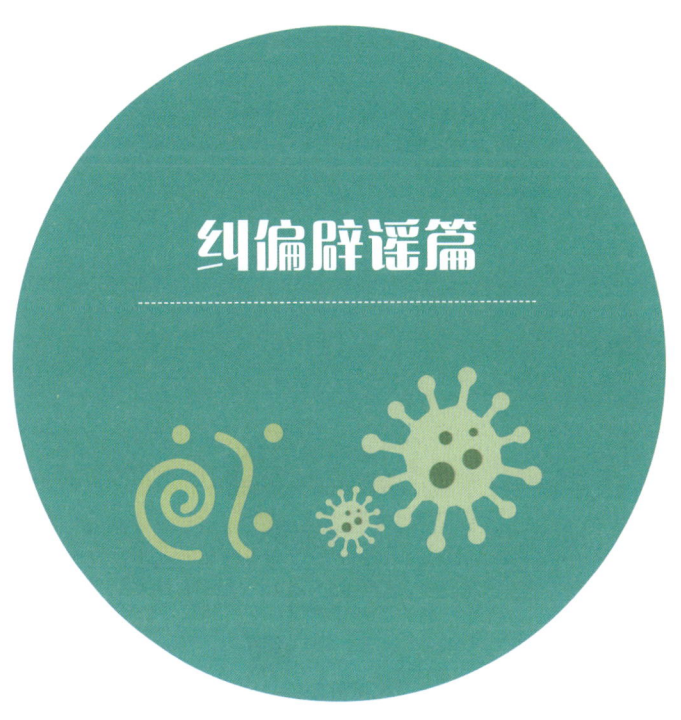

纠偏辟谣篇

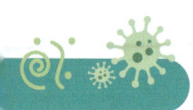 农村新型冠状病毒肺炎防控指南

34. 谣言1：新型冠状病毒只感染中老年人，年轻人没事。

辟谣： 就现有流行特点而言，发病死亡的多为伴有基础疾病的中老年人，而儿童、小孩、少年等发病少，说明年轻人相对不易感染新型冠状病毒，但是不易感染不等于不感染，所有年龄段的人群都需要做好防护。

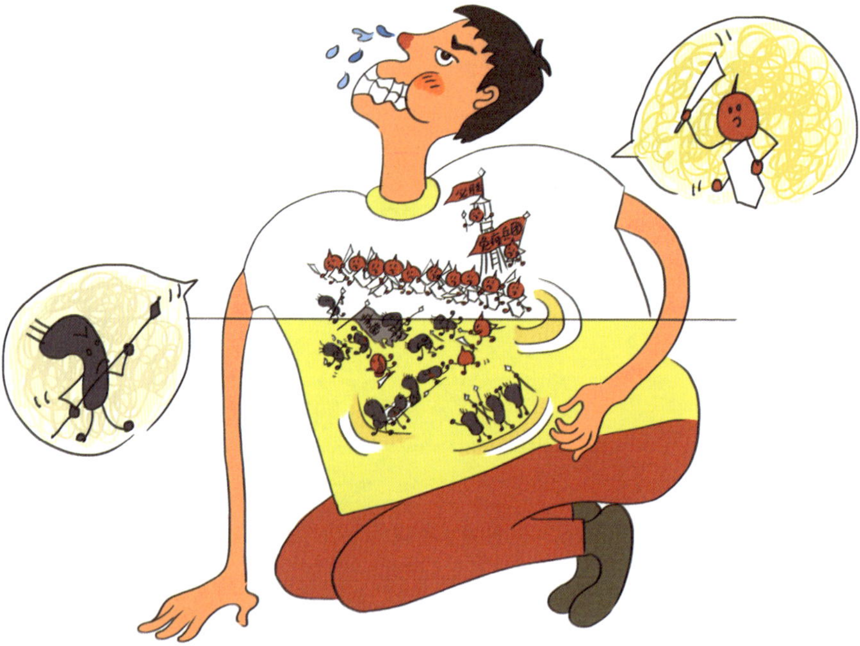

35. 谣言2：野生动物不能吃，同样家禽、家畜、家鱼也都不能吃了。

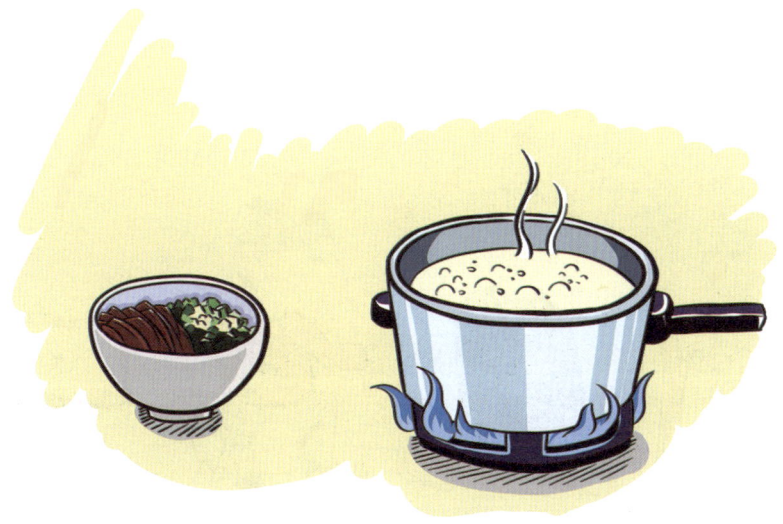

辟谣： 新型冠状病毒的来源是非法销售的野生动物，其中间宿主尚未明确。因此，正规渠道购买的各类新鲜肉类、蛋类、鱼类等，只要煮熟、煮透则皆可食用。

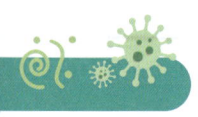

农村新型冠状病毒肺炎防控指南

 36. 谣言3：城市人多，要戴口罩；农村空旷人少，不用戴口罩。

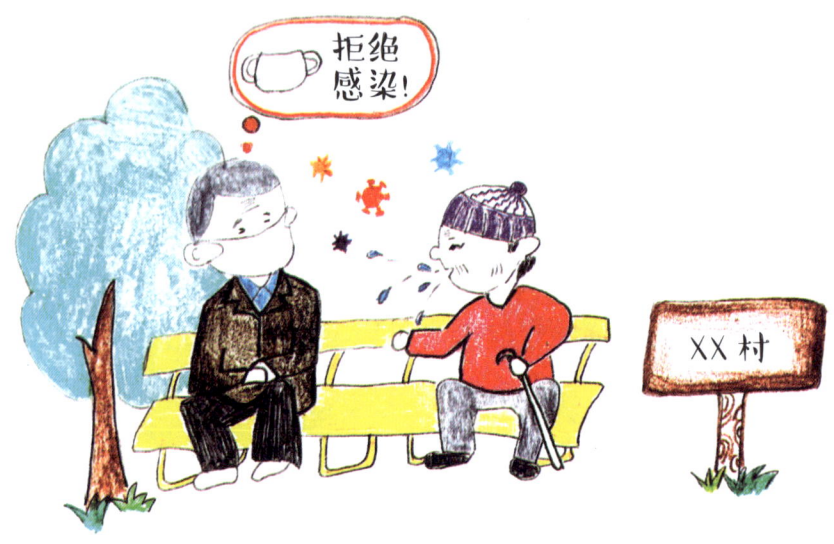

辟谣：飞沫传播是新型冠状病毒感染人体的主要途径，与携带病毒的人同处一个空间里便有可能被传染。口罩可有效挡住飞沫，阻断病毒直接进入人体。因此，无论农村疫情如何，都建议按指引戴口罩。

37. 谣言4：戴多层口罩才能阻挡病毒。

辟谣： 戴一个口罩已经有点闷气，戴上三四个那更是喘不过气了。专家表示，医用外科口罩可以阻挡飞沫，防止新型冠状病毒感染。

单个医用外科口罩
就可阻挡飞沫！
一次性口罩
医用外科口罩
N95
N95 口罩

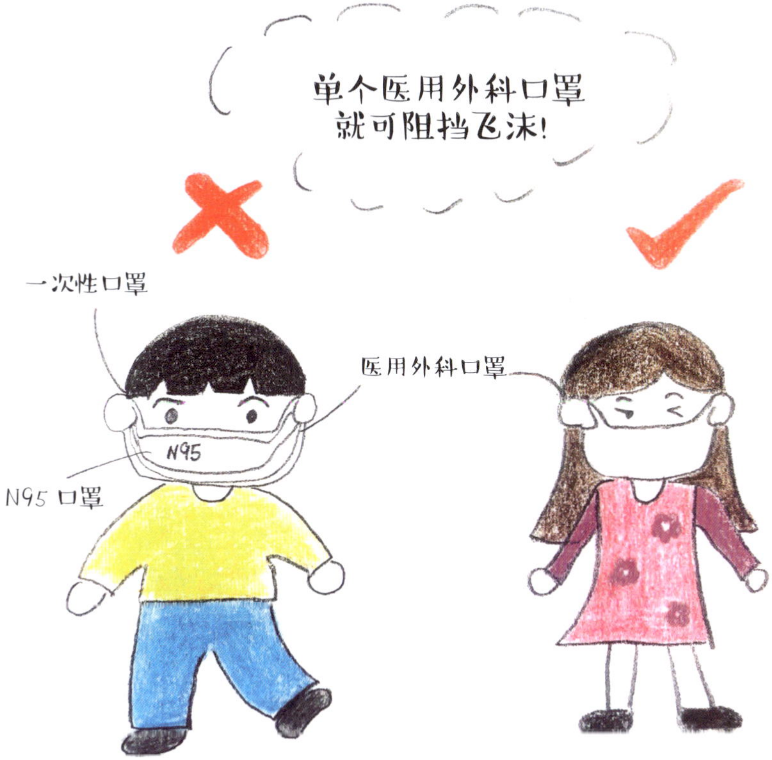

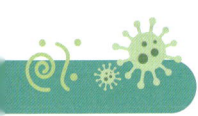

38. 谣言5：抗生素可以治疗新型冠状病毒肺炎。

辟谣： 对新型冠状病毒肺炎，目前没有疫苗、没有特效药。抗生素是用于治疗细菌感染的，对于新型冠状病毒，服用抗生素不仅没有预防和治疗效果，反而可能会发生药物不良反应，甚至破坏肠道有益菌群。

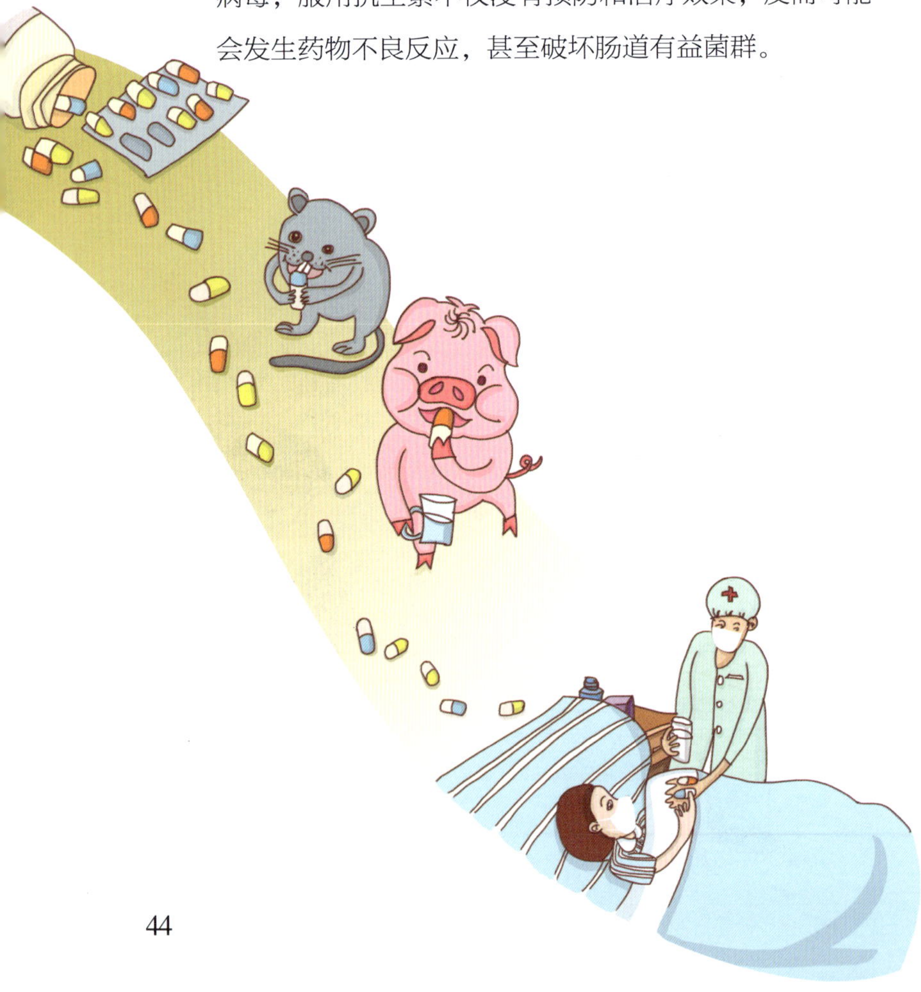

39. 谣言6：喝高度白酒、用淡盐水漱口可以预防新型冠状病毒感染。

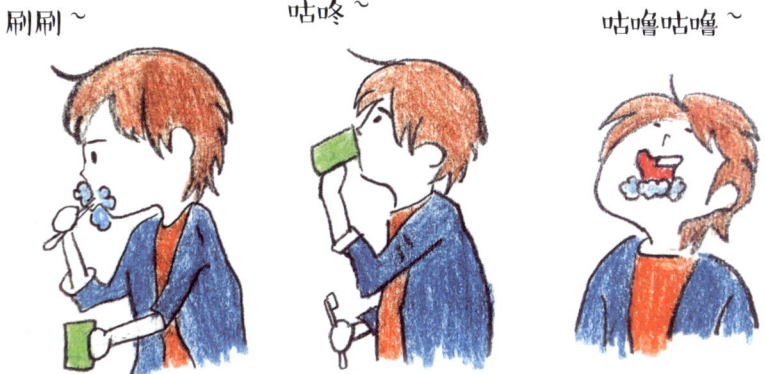

辟谣： 喝高度白酒和淡盐水漱口都无法预防感染。"高度白酒"酒精浓度低于75%，和医用酒精酿制原料及流程均不一样，醚、醛成分较少，外用对于病菌的杀灭能力有限。盐的主要成分是氯化钠，人体内也有非常多的氯化钠，用淡盐水漱口与清水漱口差距不大。

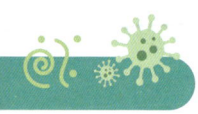

农村新型冠状病毒肺炎防控指南

 40. 谣言 7：家养畜禽、宠物会传播新型冠状病毒。

辟谣： 新型冠状病毒来源于野生动物，暂无证据证明会传染家养畜禽或宠物。而犬、猫等携带的动物冠状病毒也暂无证据表明会传染给人。所以，家养畜禽、宠物者不必太担心，更不必随便宰杀畜禽或遗弃宠物。

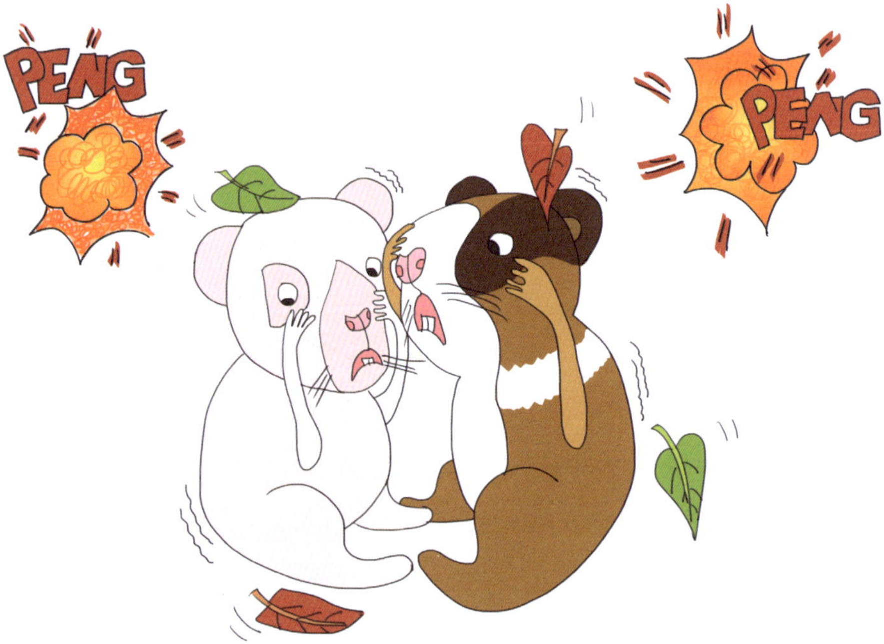

法律法规篇

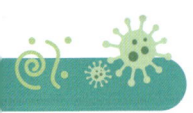

农村新型冠状病毒肺炎防控指南

 41. 新型冠状病毒肺炎病人、疑似病人和处于隔离观察期的密切接触者不服从单位管理时，应如何处理？

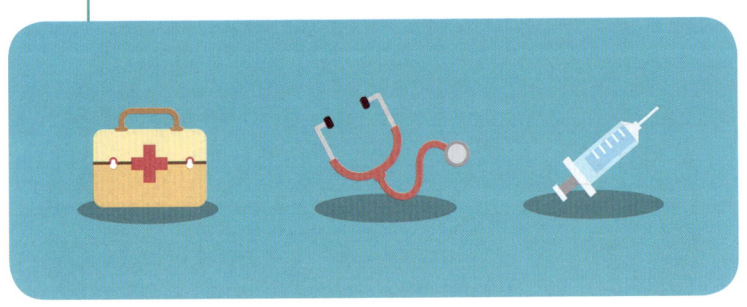

《中华人民共和国传染病防治法》第三十九条规定，拒绝隔离治疗或者隔离期未满擅自脱离隔离治疗的，可以由公安机关协助医疗机构采取强制隔离治疗措施。医疗机构发现乙类或者丙类传染病病人，应当根据病情采取必要的治疗和控制传播措施。

《突发公共卫生事件应急条例》第四十四条规定，在突发事件中需要接受隔离治疗、医学观察措施的病人、疑似病人和与传染病病人密切接触者在卫生行政主管部门或者有关机构采取医学措施时应当予以配合；拒绝配合的，由公安机关依法协助强制执行。

法律法规篇

 42. 新型冠状病毒肺炎病人、密切接触人员医学观察及生活如何得到保障？因新型冠状病毒肺炎或者疑似症状被隔离期间算作旷工吗？如何发放工作报酬？

对于新型冠状病毒肺炎疑似病人及与新型冠状病毒肺炎病人、疑似病人密切接触者，经隔离、医学观察排除是病人或者病原携带者后，隔离、医学观察期间的工资待遇由所属企业按正常工作期间工资支付，不能以旷工构成严重违反规章制度来解除劳动合同。

广东省人力资源和社会保障厅《关于积极应对新型冠状病毒感染肺炎疫情做好劳动关系相关工作的通知》（粤人社明电〔2020〕13号）第二点规定"对新型冠状病毒肺炎患者、疑似病人、密切接触者在其隔离治疗期间或医学观察期间及因政府实施隔离措施或采取其他紧急措施导致不能提供正常劳动的职工，企业应当视同提供正常劳动并支付职工正常工作时间工资。"

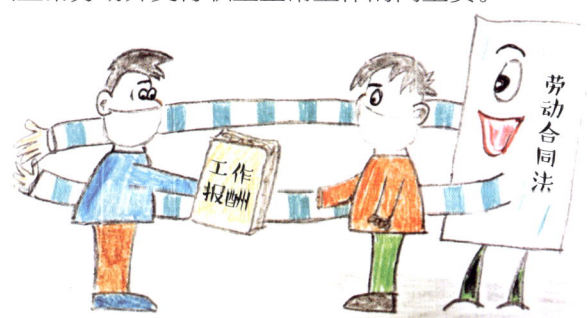

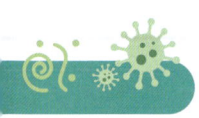

43. 新型冠状病毒肺炎患者被隔离期间劳动合同到期,用人单位是否能够解除合同?

《中华人民共和国劳动合同法》第四十二条规定,包括从事接触职业病危害作业的劳动者未进行离岗前职业健康检查,或者疑似职业病病人在诊断或者医学观察期间的;在本单位患职业病或者因工负伤并被确认丧失或者部分丧失劳动能力的;患病或者非因工负伤,在规定的医疗期内的;女职工在孕期、产期、哺乳期的;在本单位连续工作满十五年,且距法定退休年龄不足五年的;法律、行政法规规定的其他情形。

《中华人民共和国劳动合同法》第四十五条规定,劳动合同期满,有本法第四十二条规定情形之一的,劳动合同应当续延至相应的情形消失时终止。

新型冠状病毒肺炎患者被隔离期间属于法律、行政法规规定的其他情形,用人单位不得因劳动合同到期而终止劳动合同,劳动合同应当续延至劳动者被解除隔离情形时终止。

广东省人力资源和社会保障厅《关于积极应对新型冠状病毒感染肺炎疫情做好劳动关系相关工作的通知》(粤

法律法规篇

人社明电〔2020〕13号）第一点规定：企业不得依据劳动合同法第四十条、四十一条，与在隔离治疗期间或医学观察期间，以及因政府实施隔离措施或采取其他紧急措施不能提供正常劳动的新型冠状病毒肺炎患者、疑似病人、密切接触者解除劳动合同。在职工隔离治疗期间或医学观察、政府实施隔离措施或采取其他紧急措施期间劳动合同到期的，分别顺延至职工医疗期期满、医学观察期期满、隔离期期满或者政府采取的紧急措施结束。

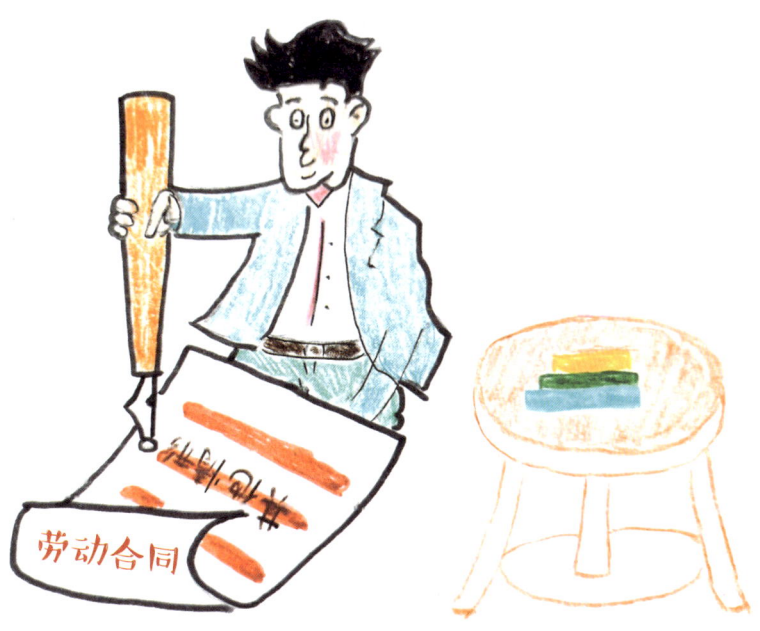

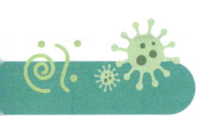

44. 由于疫情不能及时返回的情况如何处理?

对于因疫情未及时返回复工的职工,经与职工协商一致,企业可以优先考虑安排职工带薪年休假。其中,职工累计工作已满1年不满10年的,年休假5天;已满10年不满20年的,年休假10天;已满20年的,年休假15天。职工在带薪年休假期间享受与正常工作期间相同的工资收入。

企业因受疫情影响导致生产经营困难的,可以通过与职工协商一致采取调整薪酬、轮岗轮休、缩短工时等方式稳定工作岗位,尽量不裁员或者少裁员。符合条件的企业,可按规定享受稳岗补贴。企业停工停产在一个工资支付周期内的,企业应按劳动合同规定的标准支付职工工资。超过一个工资支付周期的,若职工提供了正常劳动,企业支付给职工的工资不得低于当地最低工资标准。职工没有提供正常劳动的,企业应当发放生活费,生活费标准按各省、自治区、直辖市规定的办法执行。

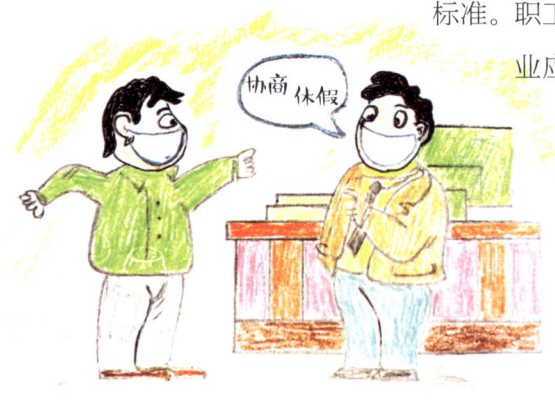

45. 患有突发传染病或者疑似突发传染病而拒绝接受检疫、强制隔离或者治疗的，是否要承担刑事责任？

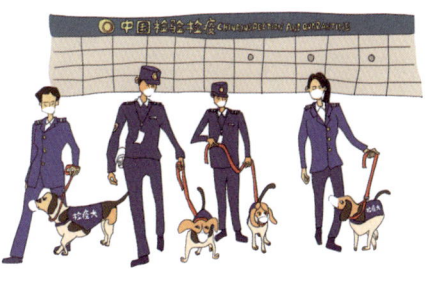

《关于办理妨害预防、控制突发传染病疫情等灾害的刑事案件具体应用法律若干问题的解释》规定，故意传播突发传染病病原体，危害公共安全的，依照刑法第一百一十四条、第一百一十五条第一款的规定，按照以危险方法危害公共安全罪定罪，尚未造成严重后果的，处三年以上十年以下有期徒刑；致人重伤、死亡或者使公私财产遭受重大损失的，处十年以上有期徒刑、无期徒刑或者死刑。

患有突发传染病或者疑似突发传染病而拒绝接受检疫、强制隔离或者治疗，过失造成传染病传播，情节严重，危害公共安全的，依照刑法第一百一十五条第二款的规定，按照过失以危险方法危害公共安全罪定罪，处三年以上七年以下有期徒刑；情节较轻的，处三年以下有期徒刑或者拘役。

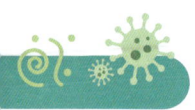

农村新型冠状病毒肺炎防控指南

 46. 对妨害新型冠状病毒肺炎防治，编造、故意传播虚假恐怖信息的行为应如何制裁？

《中华人民共和国治安管理处罚法》规定：散布谣言，谎报险情、疫情、警情或者以其他方法故意扰乱公共秩序的，处五日以上十日以下拘留，可以并处五百元以下罚款；情节较轻的，处五日以下拘留或者五百元以下罚款。

《关于办理妨害预防、控制突发传染病疫情等灾害的刑事案件具体应用法律若干问题的解释》第十条规定：编

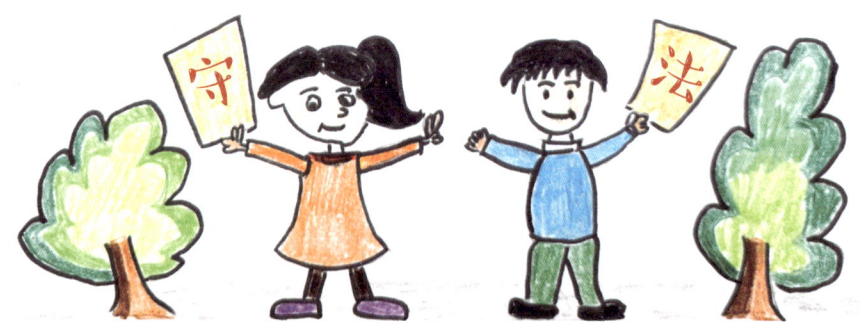

造与突发传染病疫情等灾害有关的恐怖信息，或者明知是编造的此类恐怖信息而故意传播，严重扰乱社会秩序的，依照刑法第二百九十一条之一的规定，以编造、故意传播虚假恐怖信息罪定罪处罚。利用突发传染病疫情等灾害，制造、传播谣言，煽动分裂国家、破坏国家统一，或者煽动颠覆国家政权、推翻社会主义制度的，依照刑法第一百零三条第二款、第一百零五条第二款的规定，以煽动分裂国家罪或者煽动颠覆国家政权罪定罪处罚。

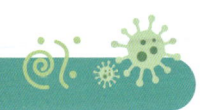

农村新型冠状病毒肺炎防控指南

 47. 影响新型冠状病毒肺炎防控的单位和个人，导致传染病传播、流行，给他人人身财产造成损害的，要承担怎样的法律责任？

《中华人民共和国传染病防治法》规定，在中华人民共和国领域内的一切单位和个人，必须接受疾病预防控制机构、医疗机构有关传染病的调查、检验、采集样本、隔离治疗等预防、控制措施，如实提供有关信息。任何单位和个人发现传染病病人或者疑似传染病病人时，应当及时向附近的疾病预防控制机构或者医疗机构报告。单位和个人违反本法规定，导致传染病传播、流行，给他人人身、财产造成损害的，应当依法承担民事责任。

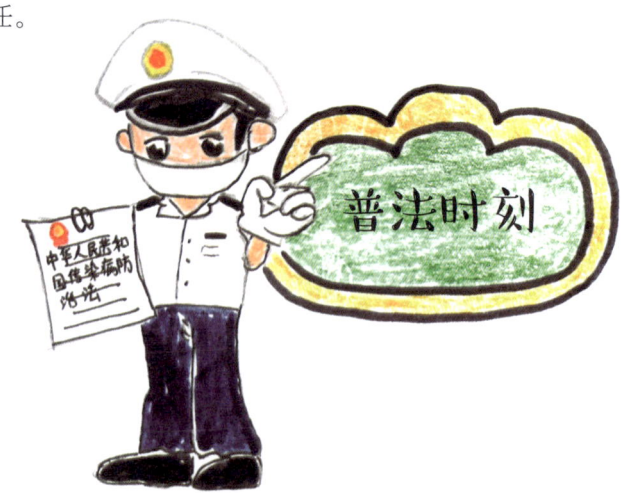

法律法规篇

48. 在新型冠状病毒肺炎疫情防控期间，以暴力、威胁方法阻碍疫情防控工作人员防疫、检疫、强制隔离、隔离治疗等防控措施的，应当承担刑事责任吗？

《关于办理妨害预防、控制突发传染病疫情等灾害的刑事案件具体应用法律若干问题的解释》第八条规定：以暴力、威胁方法阻碍国家机关工作人员、红十字会工作人员依法履行为防治突发传染病疫情等灾害而采取的防疫、检疫、强制隔离、隔离治疗等预防、控制措施的，依照刑法第二百七十七条第一款、第三款的规定，以妨害公务罪定罪处罚。

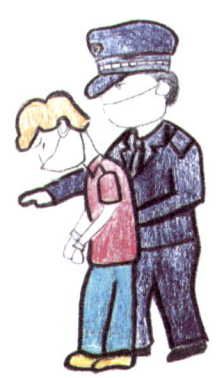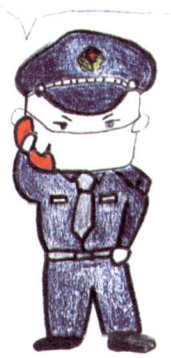

57

49. 在新型冠状病毒肺炎疫情防控期间,随意倾倒或者处置含传染病病原体的废物等危险物资,应当承担怎样的法律责任?

《关于办理妨害预防、控制突发传染病疫情等灾害的刑事案件具体应用法律若干问题的解释》第十三条规定:违反传染病防治法等国家有关规定,向土地、水体、大气排放、倾倒或者处置含传染病病原体的废物、有毒物质或者其他危险废物,造成突发传染病传播等重大环境污染事故,致使公私财产遭受重大损失或者人身伤亡的严重后果的,依照刑法第三百三十八条的规定,以重大环境污染事故罪定罪处罚。

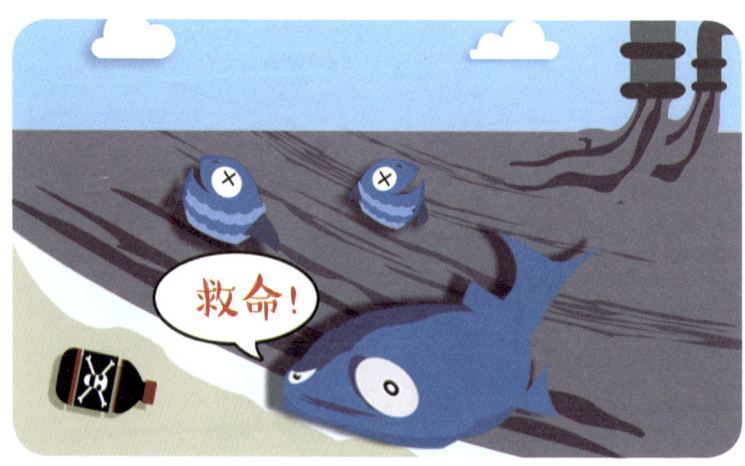

法律法规篇

 50. 因本次疫情防控的原因,导致买卖合同、租赁合同、旅行服务合同等合同不能履行或不能正常履行而引起的民商事纠纷如何处理?

《中华人民共和国民法总则》第一百八十条规定:因不可抗力不能履行民事义务的,不承担民事责任。法律另有规定的,依照其规定。不可抗力是指不能预见、不能避免且不能克服的客观情况。

根据我国实践、国际贸易惯例和多数国家有关法律的解释,不可抗力事件的范围主要由两部分构成,一是

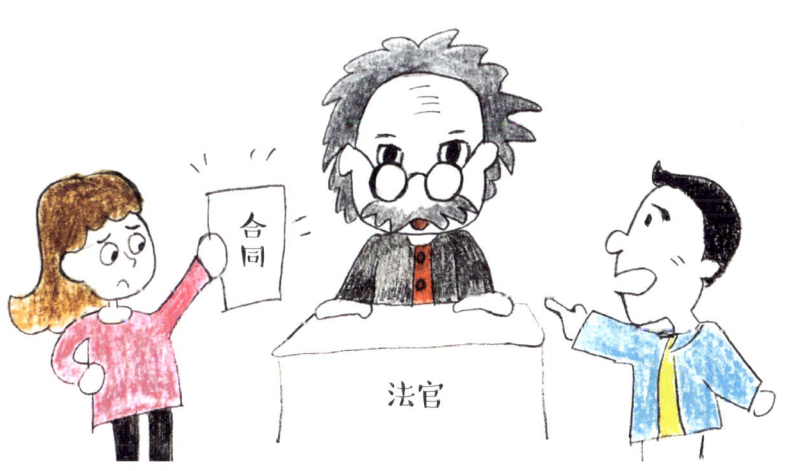

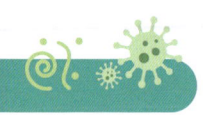

由自然原因引起的自然现象,如旱灾、地震、风灾、大雪、山崩等,二是由社会原因引起的社会现象,如战争、动乱、政府干预、罢工、禁运等。在重大疫情防控过程中,政府部门采取的征收、征用、交通管制等措施,属于不可抗力,因此原因导致不能履行合同的,不承担民事责任。